誰も書かなかった

アトピー性皮膚炎の正体と根治法

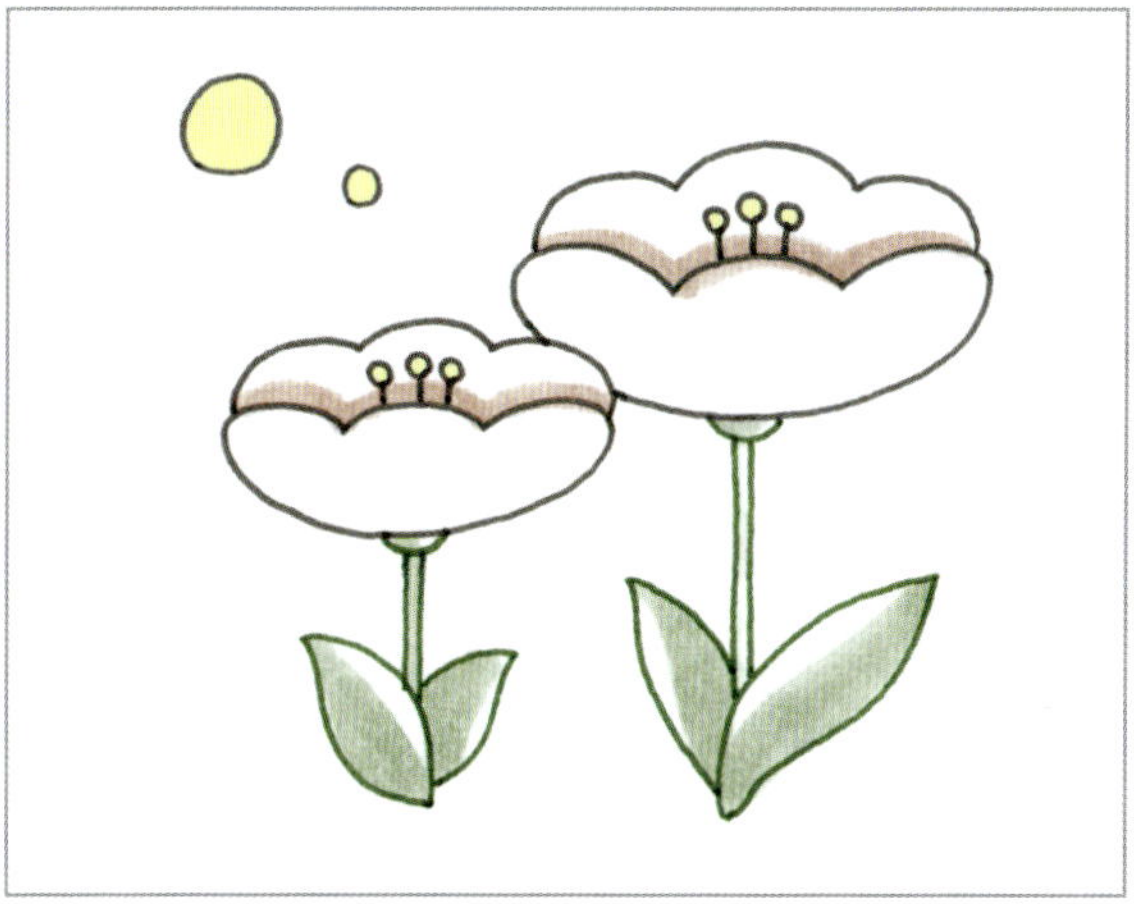

症例1 28ページ参照

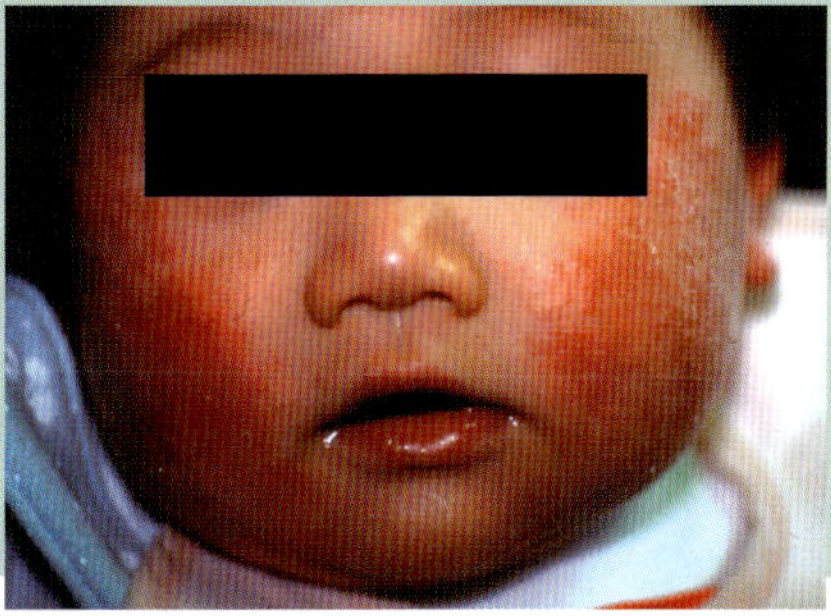

治療前

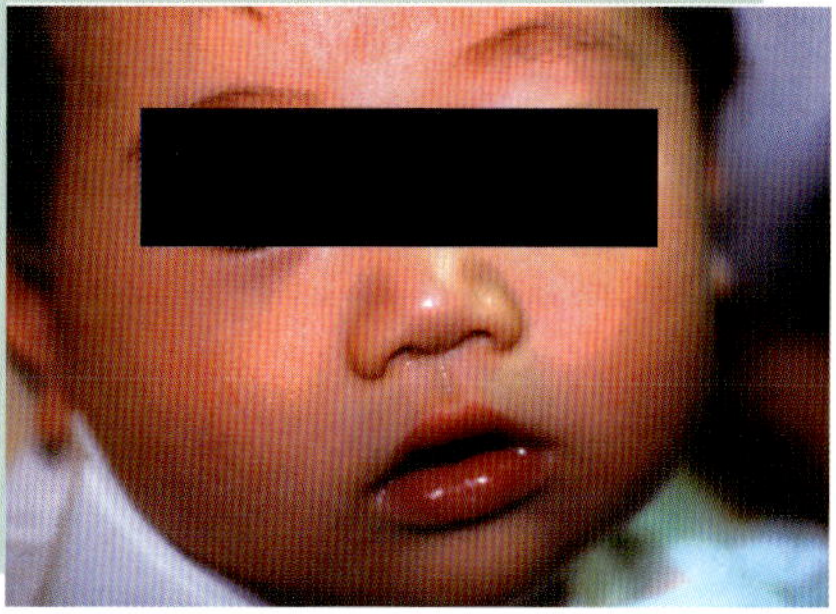

治療後

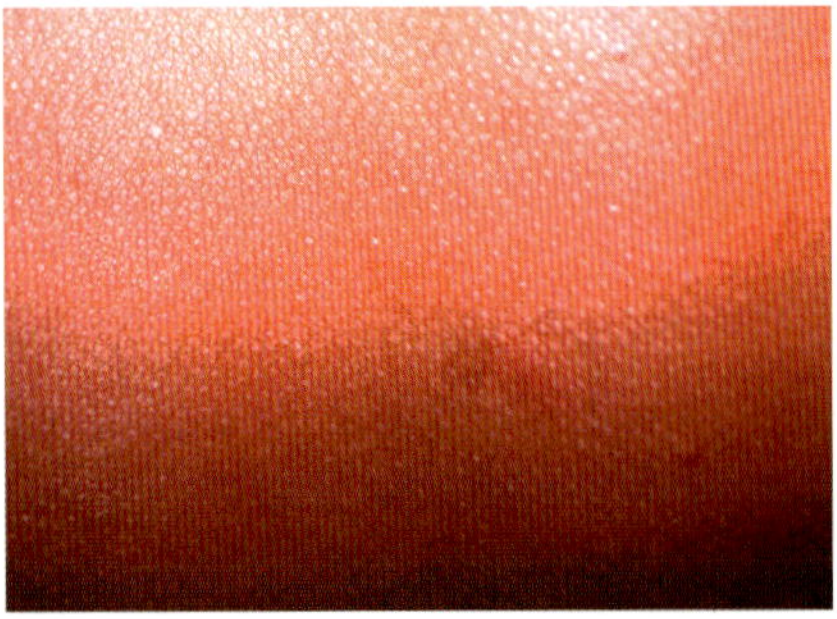

アトピー性皮膚炎――ドライスキン

乾燥して敏感になった結果の症状。中医学では「血虚風燥」と言い、皮膚が潤いを失った状態と判断します

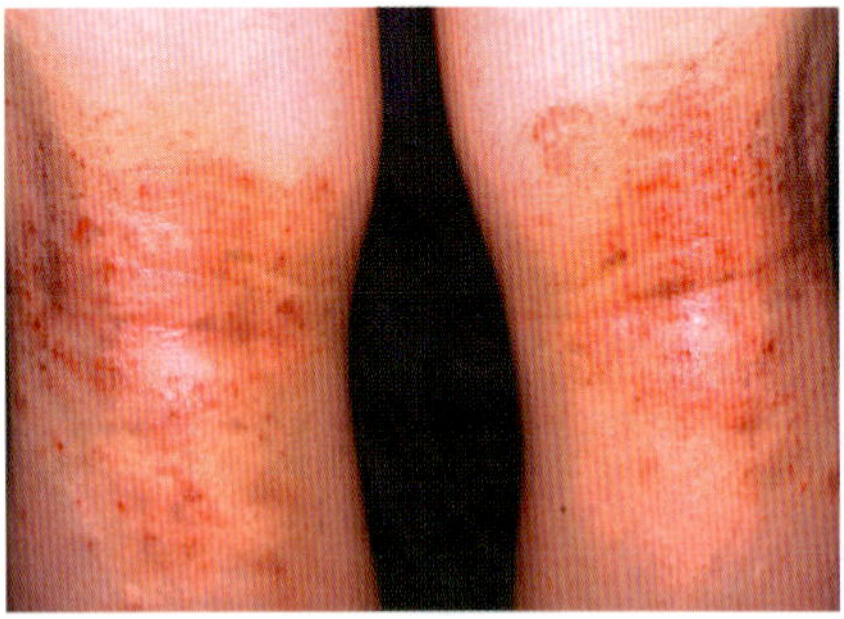

アトピー性皮膚炎の多発部位

膝の裏、肘の表といった部位には炎症が起きやすく、ひどくなると紅斑《こうはん》（赤み）、掻破痕《そうはこん》、ブツブツが表れる。中医学では「湿熱」と言い、熱がこもっている状態と判断します

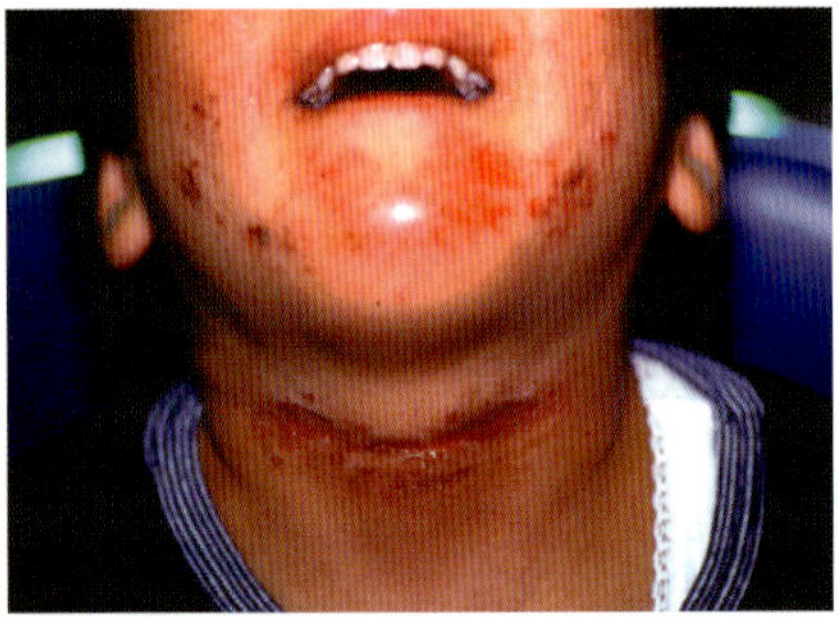

顔、頸部の紅斑・糜爛

中医学では「湿と熱がある」と判断します

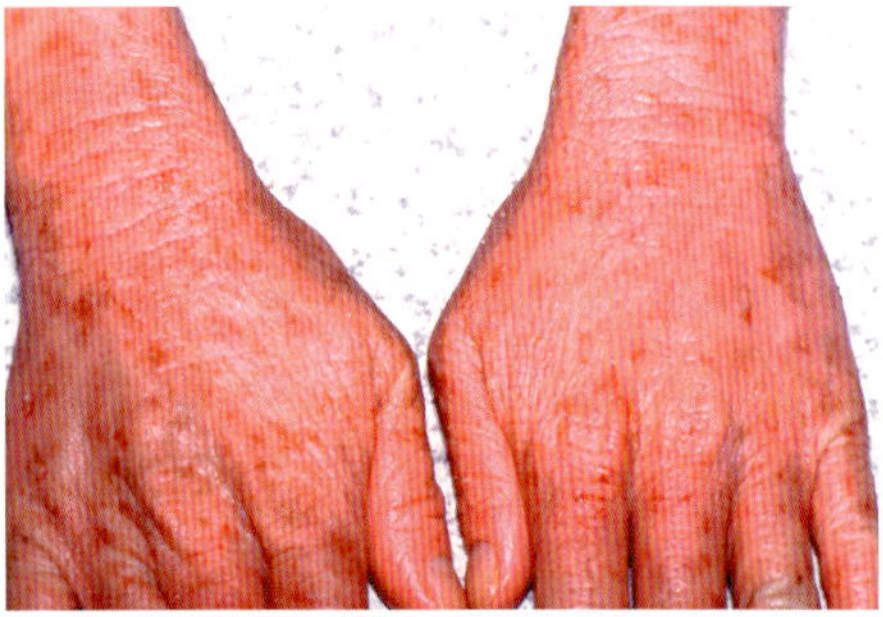

手背部の紅潮《こうちょう》・糜爛《びらん》・掻破痕

中医学では「湿と熱のより強い状態」と判断します

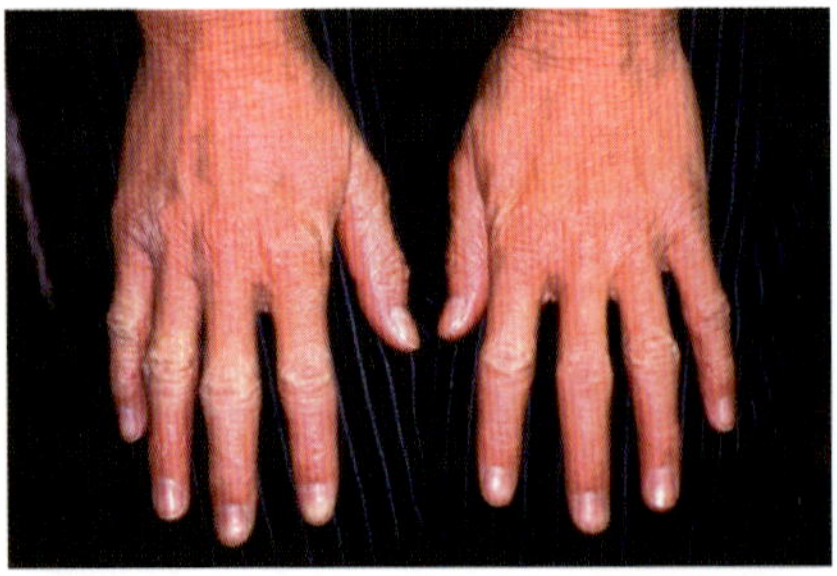

老人の手

30代なのに70代を思わせる乾燥してゴワゴワ、皮膚の老化が顕著な例。中医学では、まず皮膚に潤いができない「血虚」と判断します。さらに内臓のチェックも必要になるでしょう

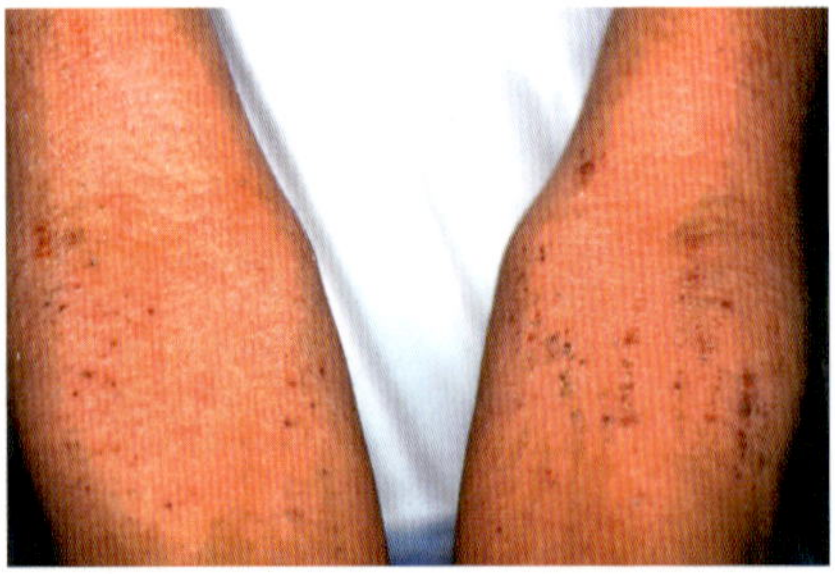

両手に紅斑・ゴワゴワ・掻破痕

中医学では「血虚風燥《けっきょふうそう》とともに熱がある」と判断します

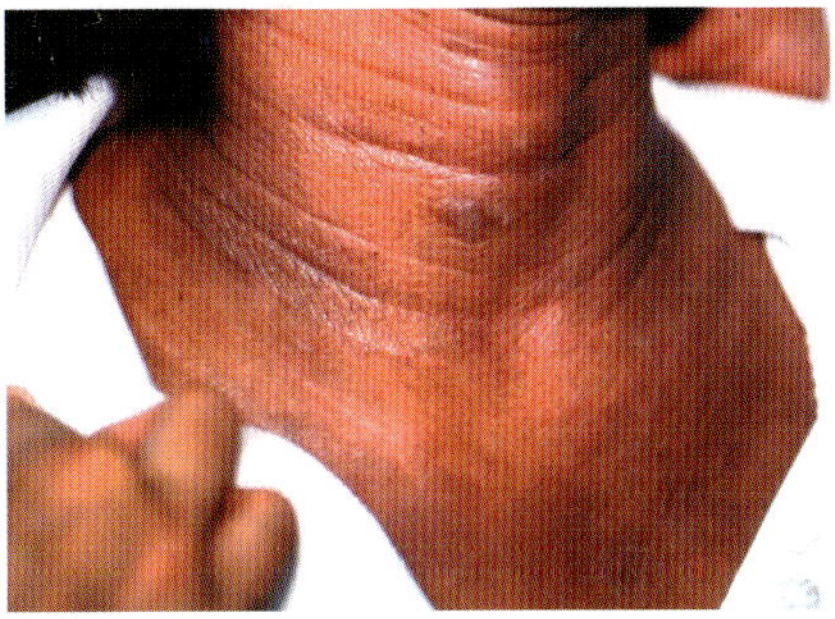

黒皮症

慢性のアトピー性皮膚炎で、長期間ステロイド剤を使用した結果の症状。中医学では「瘀血《おけつ》、腎虚《じんきょ》」と判断します

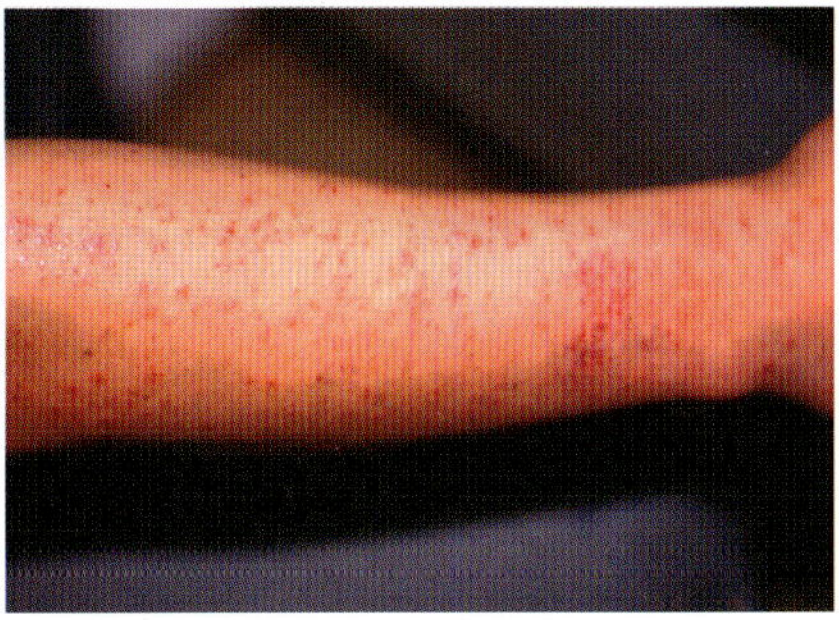

アトピー性皮膚炎——痒疹タイプ

前腕に赤いブツブツ。もちろんかゆみは強い。中医学では「血熱《けつねつ》、風熱《ふうねつ》」と判断します

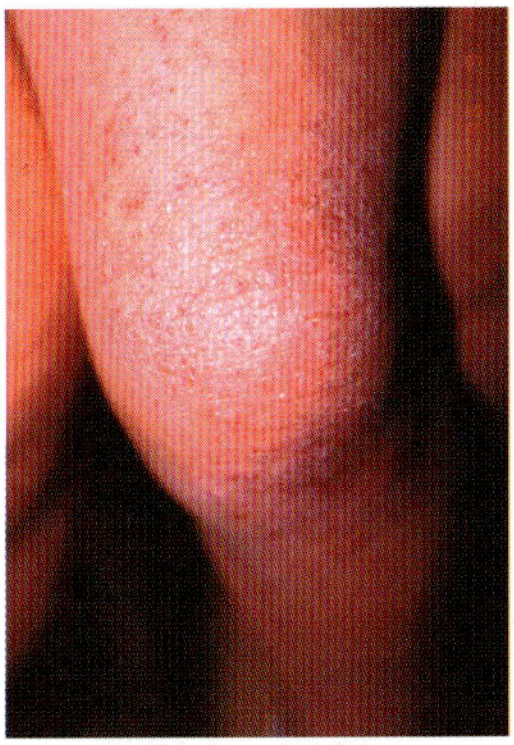

膝の苔癬化《たいせんか》・鱗屑《りんせつ》症

膝頭がゴワゴワとし、赤い丘疹（ポツポツ）ができ、鱗のような皮膚になる。中医学では「血虚風燥」と判断します。子どもの場合には、脾虚《ひきょ》（消化機能の異常）をともなうことが多いようです

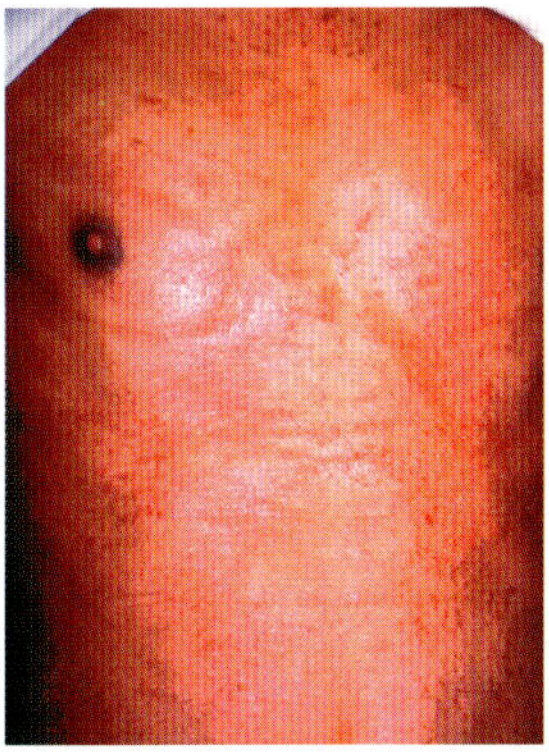

紅皮症

全身に潮紅（一過性のあかみ）が表れ、皮膚の温度が高くなる。カサブタ、掻破痕も認められる。中医学では「熱と毒がかなり強い状態にある」と判断します

症例 2　35ページ参照

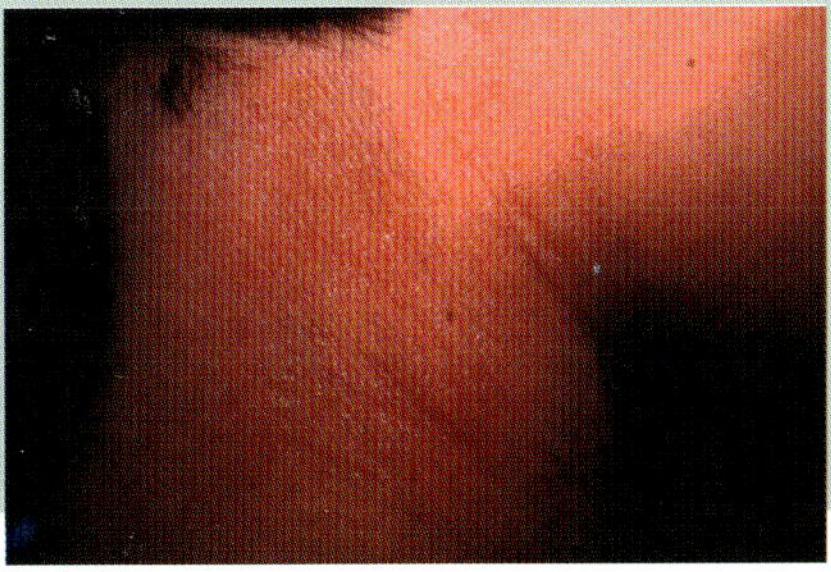

治療前

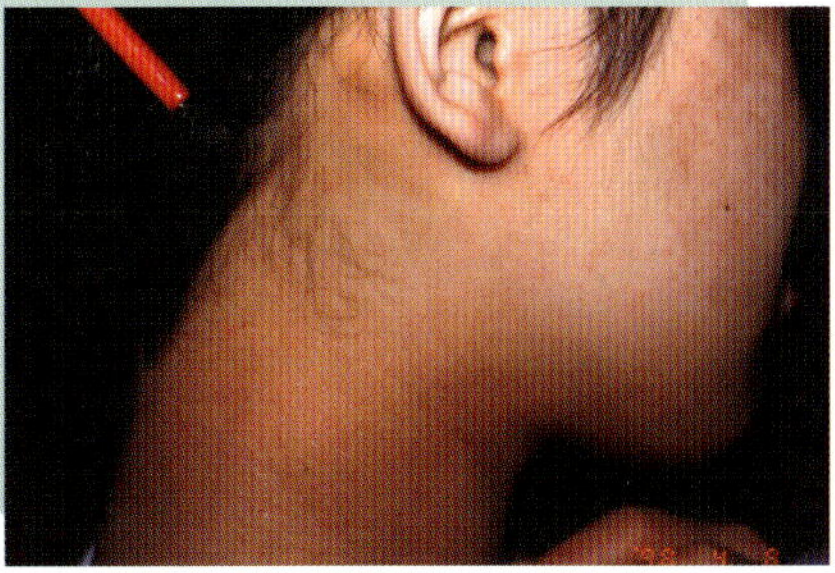

治療後

症例 3

40ページ参照

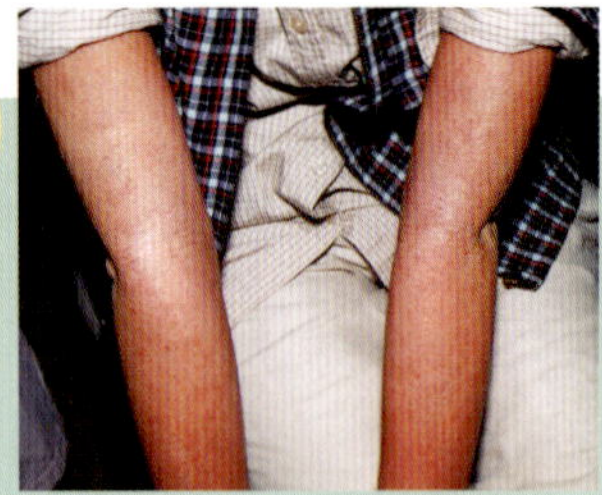

治療前

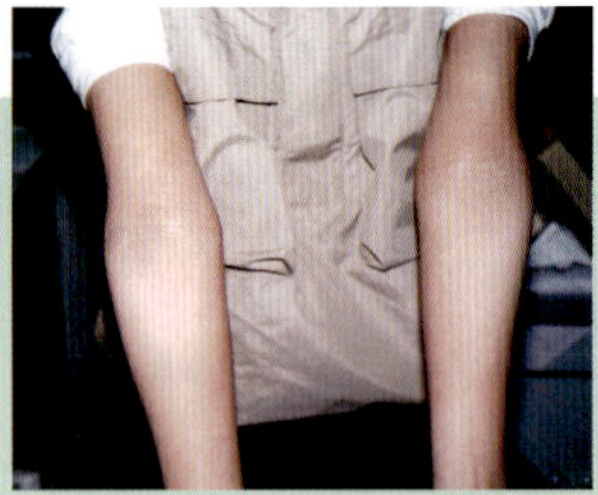

治療後

症例 4

46ページ参照

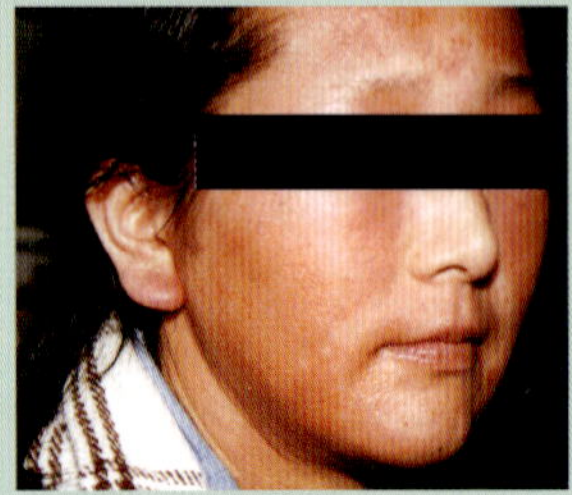

治療前

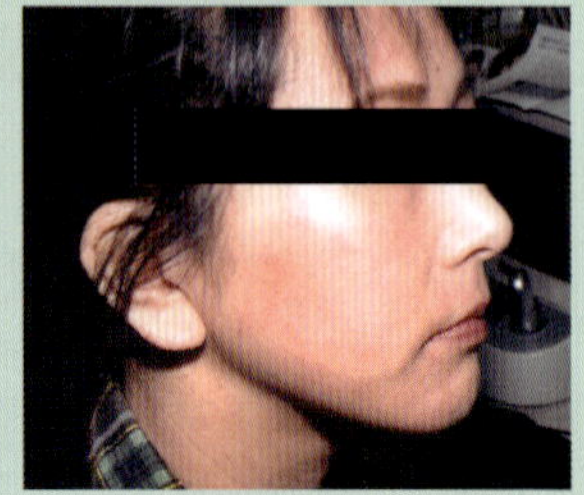

治療後

症例 5

49ページ参照

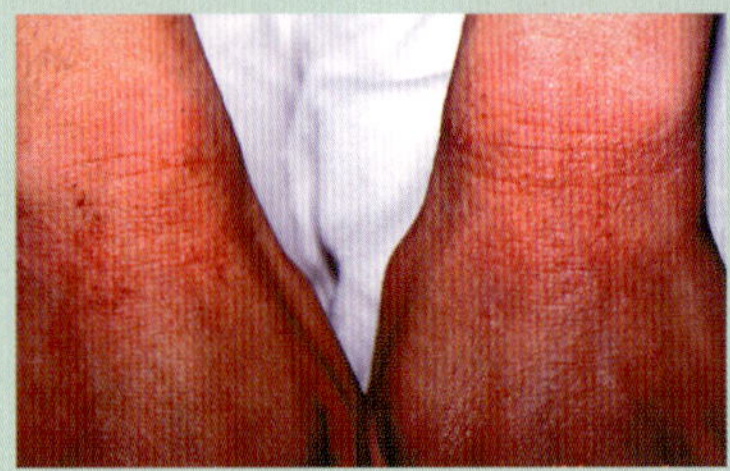

治療前

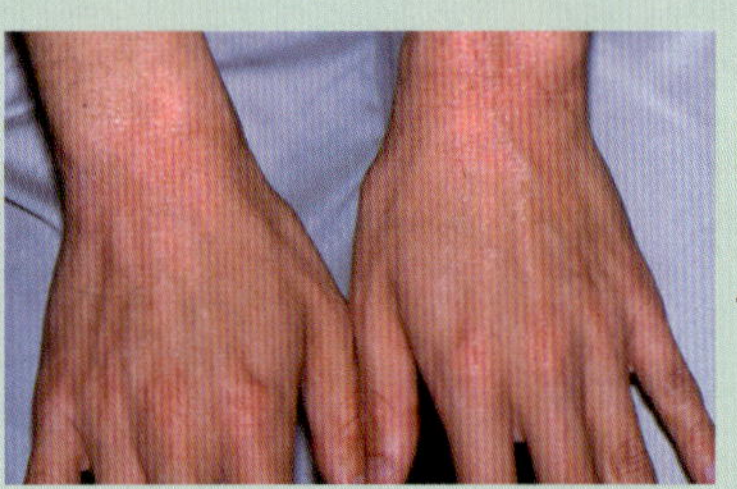

治療後

症例 6

52ページ参照

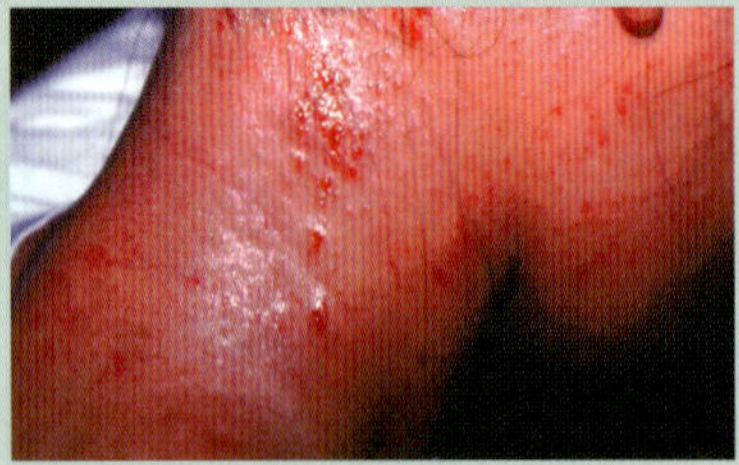

治療前

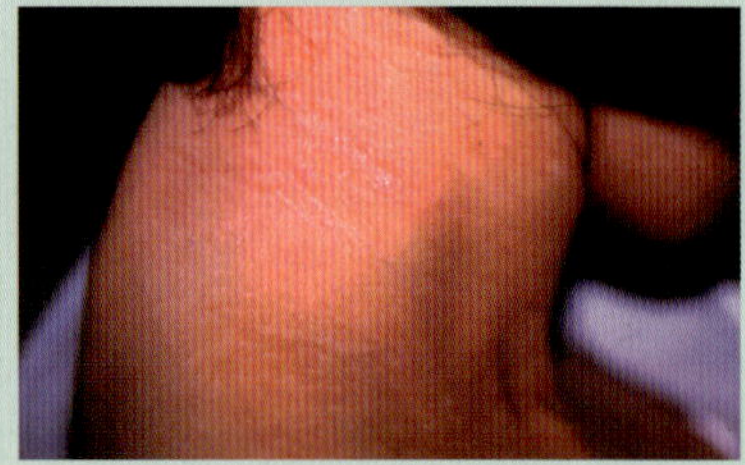

治療後

症例 7

54ページ参照

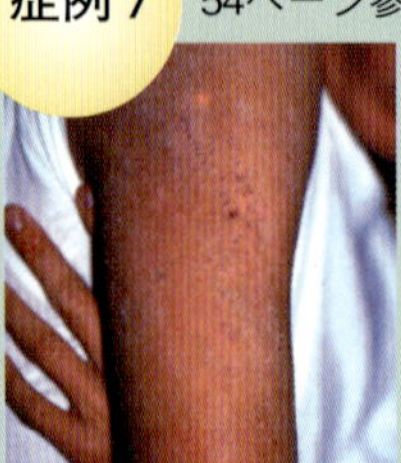

治療前

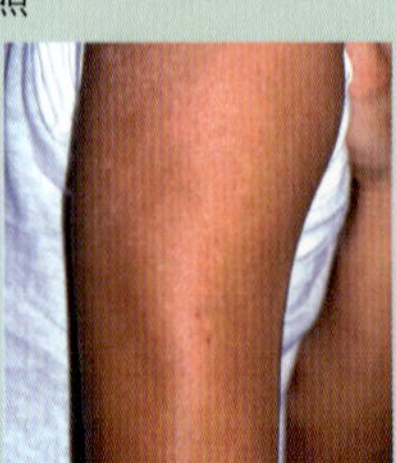

治療後

症例 8

57ページ参照

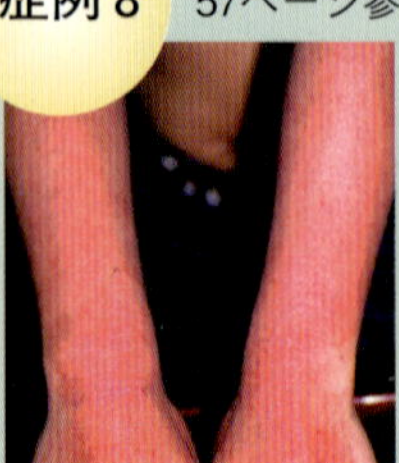

治療前

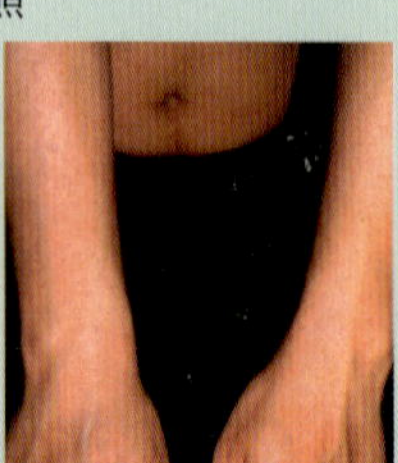

治療後

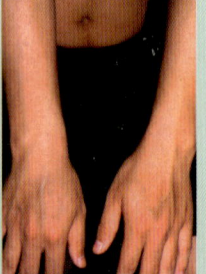

誰も書かなかった

アトピー性皮膚炎の正体と根治法

楊《よう》　達《たつ》
楊《よう》　暁《きょう》波《は》　共著

東京薬科大学名誉教授
川瀬　清　監修

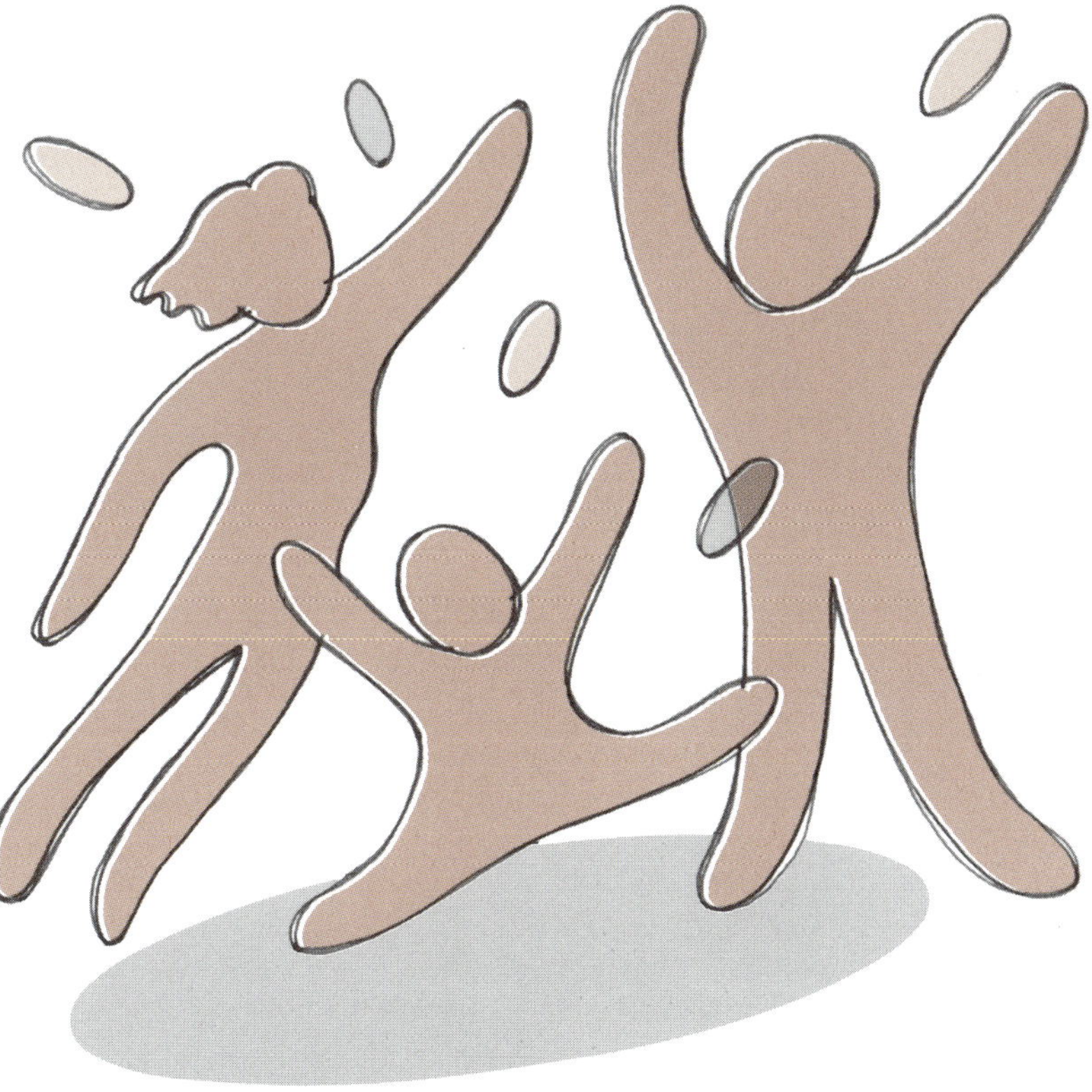

文芸社

はじめに

　とにかくかゆくて、着るものや食べものを制限されて、布団や部屋をいつも綺麗に掃除しなくてはいけない。春になっても、夏が来ても、秋が深まっても、冬が到来しても症状は良くならない……。

　――患者さんが抱くアトピー性皮膚炎へのイメージはおおむねこんな感じではないでしょうか。

「やっかいな病気らしいけど、アレルギーだから命に別状はないようだし、友達にも何人かアトピーの人がいるし。いつもかゆそうで可哀相だけど、体質だからしょうがないわよね」

　アトピー性皮膚炎を外からみた認識も、そんな感じだと思います。

　そしてその治療法の多くは、傷ついた皮膚に塗るステロイド外用剤、かゆみを止める抗アレルギー剤、抗ヒスタミン剤の内服です。これらの副作用が深刻であることが知れ渡ると、温泉だの、アルカリ水・酸性水だの、健康食品だのと、藁《わら》にもすがる気持ちで民間療法に手を出してしまう患者さんも多いようです。しかし、そのどんな治療法も、アトピー性皮膚炎を根治することはできません。

それはなぜなのでしょうか。

従来の治療法の多くは、

「いかにアトピー性皮膚炎の再発を抑えるか」

「真の治療法とはなにか」

……という考えに至っていないからだと思われます。いろいろなタイプの患者さんがいて、アトピー性皮膚炎の症状もさまざまなのに、ステロイド剤一辺倒、あるいは民間療法のアルカリイオン水などに依存してしまう治療が適切な答えとは言えそうもありません。

中医学ではこの二点を突き詰めて考えます。

なぜアトピー性皮膚炎が発症したのかという原因を重視し、症状の変化によって治療法を変化させ、最終的にはアトピー性皮膚炎が再発しないような体質改善を図ります。

皮膚に表れた湿疹は同じ状態でも、患者さんの体質・状態が違えば治療法が異なるわけです。患者さん一人ひとりの情況に合った治療、言わばオーダーメイドの治療です。そういう手厚い治療だけが、アトピー性皮膚炎に正しく対処できるのです。

本書にはアトピー性皮膚炎に関するさまざまな情報が盛り込まれています。

皮膚は内臓の鏡と言われるくらいなので、アトピー性皮膚炎に悩まされている患者さんだけでなく、すべての方に優れた養生法として利用していただければ幸いです。

なお、本書で再三にわたって登場するステロイド剤への言及は、決してステロイド剤を批判することが目的ではありません。ステロイド剤は使い方、使う時期さえ間違わなければ優れた効力を持つ薬です。問題は「アトピー性皮膚炎の真の治療」という流れの中で、あまり正しく使われていない現状にあるのです。

西洋医学の対症療法を活用しながら、人のカラダに優しい中医学によって体質を整え、健康な皮膚を取り戻しましょう。つまり、これが「中西医結合」の考え方なのです。

ここ数年、アトピー性皮膚炎は社会問題も引き起こしています。

日本人の一割から二割が罹患《りかん》すると言われている現状。患者さんの増加傾向と、「なかなか治らない」という難病感を突いて、アトピー・ビジネスが活発になっています。

日本皮膚科学会の調査によると、平成十年十月から平成十一年一月の四ヵ月間に、入院した患者さんのうち、実に二人に一人がアトピー・ビジネスの「不適切治療」によるものと……。さらには無認可の薬を使った幼い子が死に至ったという悲劇も報告されています。

アトピー性皮膚炎に対する正しい知識・理解が必要です。

本書を読んでいただければ、アトピー性皮膚炎がいかにパーソナルな症状で、オーダーメイドの対処が必要かがお分りになると思います。

繰り返しになりますが、アトピー性皮膚炎は人間が作り出す、もっとも人間的な病気だと言えます。生活習慣・環境からくる「内臓と心の状態」が大きなポイントになっています。ですから、アトピー性皮膚炎を治療していく段階で、内臓や心の問題が改善されてくると、患者さんのトータルな健康がどんどん向上してくるのです。まさに「一病息災」です。どんな病気に対してでも人間全体を診る中医学の長所が存分に活かされているからです。

アトピー性皮膚炎は、決して治癒できない病気ではありません。むしろ、きちんとした治療を続けることで、飛躍的に健康になるチャンスと言えるかもかもしれません。

本書を読んで、アトピー性皮膚炎の正しい対処法がどういうものなのかをご理解いただければ、これに勝る喜びはありません。そしてその喜びは、患者さん、患者さんの家族の皆さまとも共有できる喜であります。

東京薬科大学名誉教授
川瀬　清

誰も書かなかった

アトピー性皮膚炎の正体と根治法

もくじ

3 「個」の治療 81

1

アトピー性皮膚炎の肖像

――あなたは本当にアトピー性皮膚炎ですか?

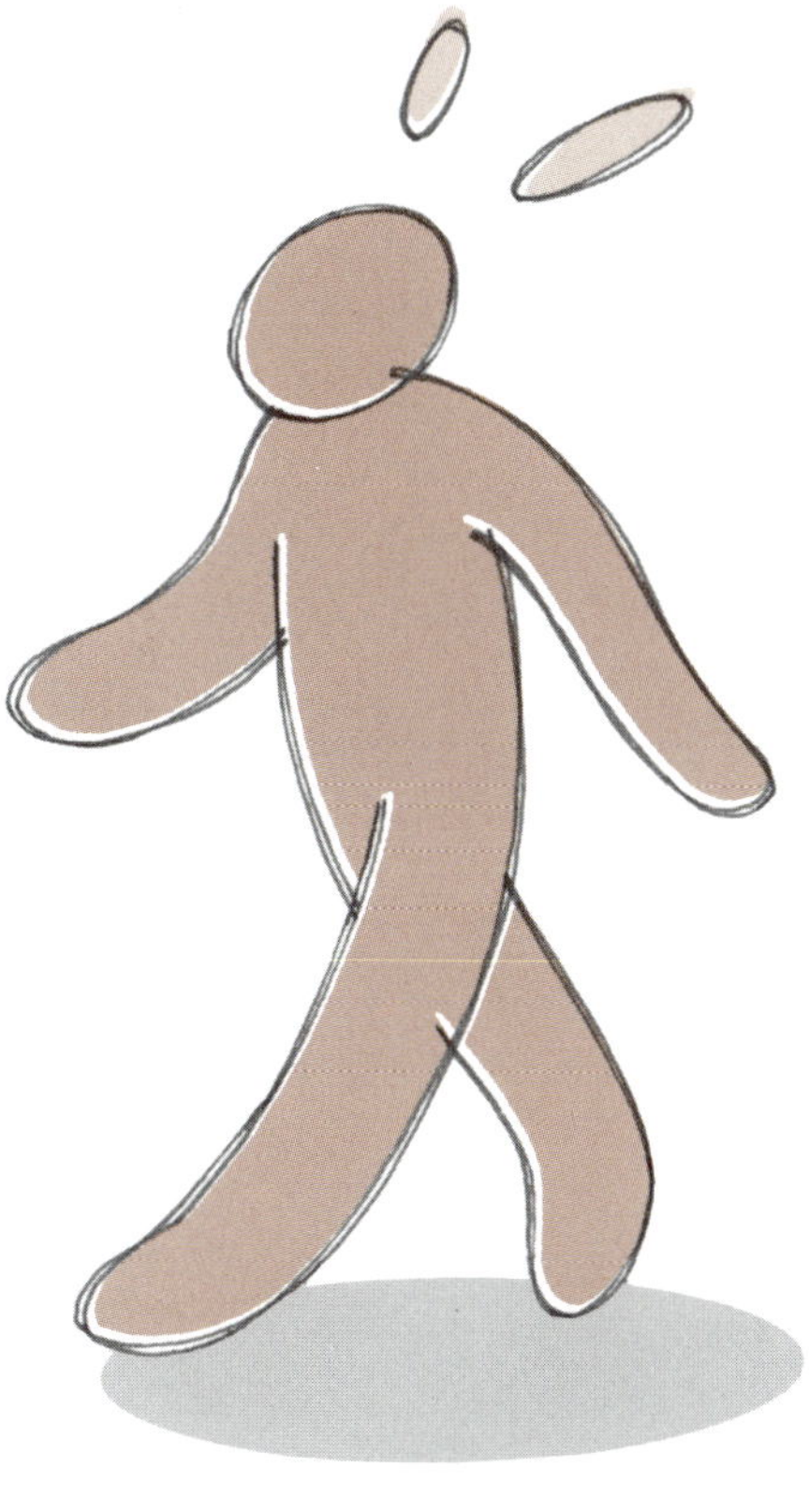

日本の病院で診断された「アトピー性皮膚炎」のうち、その多くがアトピー性皮膚炎ではないとしたら、読者のみなさんはどう思いますか？

そんな馬鹿な!?　とお思われるかもしれません。

しかし、残念ながらそれは真実なのです。

皮膚科専門医の調査では、アトピー性皮膚炎ではない皮膚炎を、とりあえずアトピー性皮膚炎と診断してしまう医師がとても多いようです。これは、皮膚科の専門医ではない医師があいまいな判断をしてしまうことに起因しています。

アトピー性皮膚炎の特徴は湿疹とかゆみです。しかし湿疹とかゆみは、アトピー性皮膚炎だけに限った症状ではありません。この、一見当たり前のことを多くの医師は見落とし、詳しい問診や検査もせずに、原因のよく分からない湿疹反応を「アトピー性皮膚炎」と診断してしまうのです。

本当のアトピー性皮膚炎とはなにか。本当のアトピー性皮膚炎の診断とはどういうものか。そして正しい対処法とは……それを皆さんに知っていただきたい。

本書の目的はまさにそこにあります。

Q1 アトピー性皮膚炎の正しい診断基準を教えてください。

A1 決して湿疹だけをみて判断せず、患者の情況をトータルで把握する必要があります。

まず、アトピー性皮膚炎の定義から、お話ししましょう。

アトピー性皮膚炎の定義

「アトピー性皮膚炎は、憎悪・寛解《かんかい》（症状が一時的に軽減する）を繰り返す、掻痒《そうよう》のある湿疹を主病変とする病患であり、患者の多くはアトピー素因を持つ」

アトピー素因：①家族歴・既往歴（気管支喘息、アレルギー性鼻炎・結膜炎、アトピー性皮膚炎のうちいずれか、あるいは複数の疾患）、または②IgE抗体を産生し易い素因。

（日本皮膚科学会「アトピー性皮膚炎の定義・診断基準」より）

アトピーと誤診するケースの多くは、「かゆみを伴った湿疹症状」という点のみを拡大解釈したものだろうと推察されます。

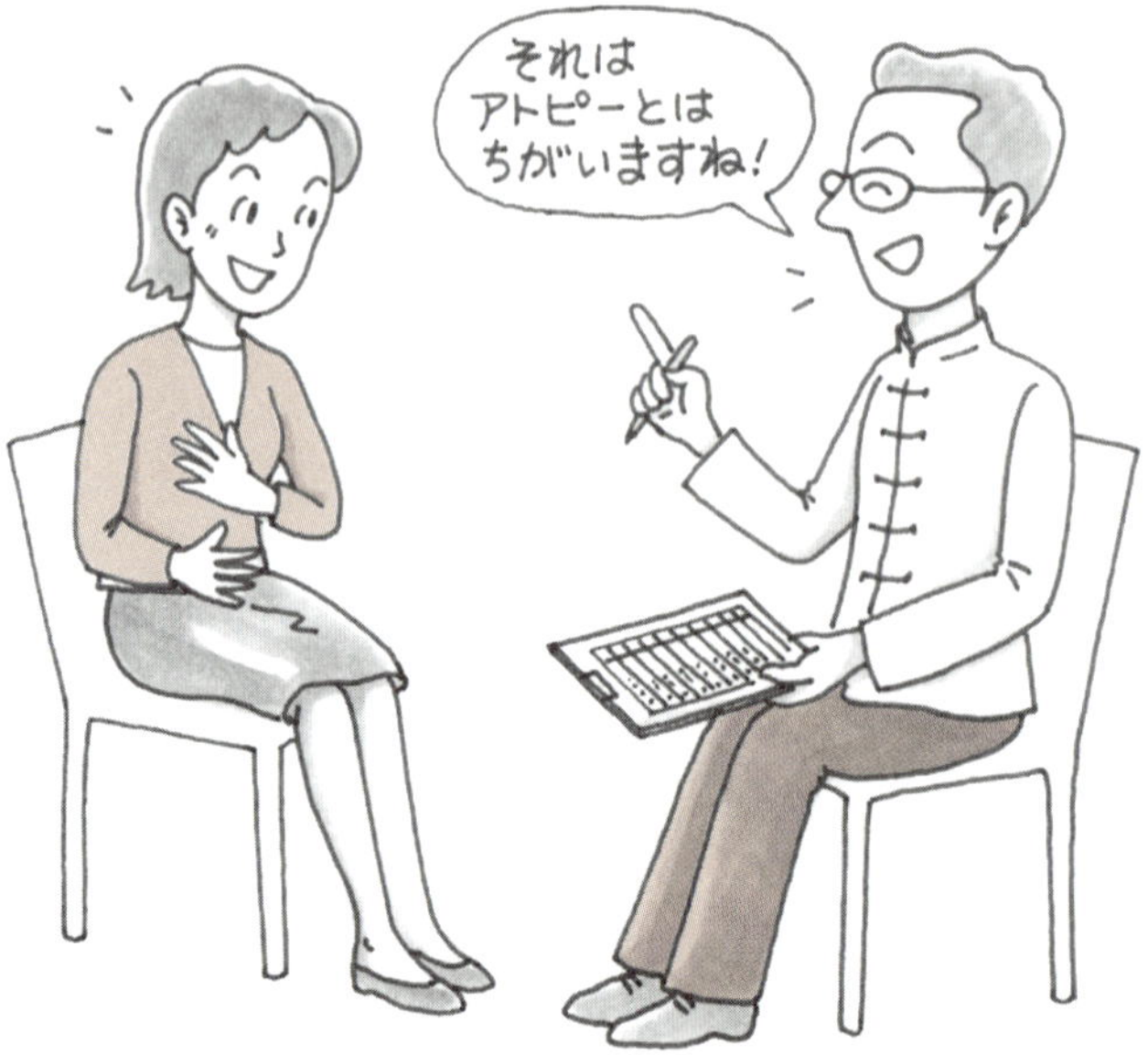

正しい診断が治療の第一歩

ところが、「かゆみを伴った湿疹症状」は、たくさんあるのです。

主婦などに多い接触性皮膚炎、顔や頭に出やすい脂漏性湿疹《しろうせいしっしん》、乳児性湿疹、聞き慣れないところではシイタケ皮膚炎（十分に加熱していないシイタケを食べると、数時間または数日以内に上半身に激しいかゆみと赤い発疹が出ることがある）などです。

こういった症状をよく調べないで、「アトピー性皮膚炎」と診断してしまうケースが多いわけです。

アトピー性皮膚炎はとても複雑な皮膚疾患ですから、そう簡単に診断されては困るのです。たとえて言えば、癌同様、大変複雑な疾患と考えているのです。

しかし、心配はしないでください。アトピー性皮膚炎は発症の原因は複雑ですが、初期段階の治療は難しいものではありません。問題は、正しく診断して、アトピー性皮膚炎の原因を突き止めることにあるのです。

アトピー性皮膚炎の正しい診断基準は以下のとおりです。

1　患部にかゆみがあること。

2　次に、湿疹の特徴。発症の時期によって二通りに分けられる。

a　急性の場合　紅斑《こうはん》（赤み）、丘疹《きゅうしん》（ブツブツ）、滲出《しんしゅつ》（ジュクジュク）、皮むけ、痂皮（カサブタ）などがみられる。

b　慢性の場合　皮膚が赤く・硬くなる。病変部はザラザラし、肌の苔《たい》癬化《せんか》（ゴワゴワ）、鱗屑《りんせつ》（皮むけ）がみられる。激しいかゆみを伴うブツブツが表れ、掻き壊しが多い。

3　湿疹の分布場所。

アトピー性皮膚炎の発症しやすい部位は、額、眼のまわり、口のまわり、口唇、耳のまわり、頸部、手足の関節部の内側、そして体幹。特にアトピー性皮膚炎に顕著な特徴は左右対称性です。たとえば右手の関節内側にできている湿疹と同じような症状が左手の関節内側にもある。

4　年齢による特徴。

・乳幼児……頭、頸部に発症が多い。

・幼小児期……頸部、手足の関節部に多い。

・思春期、成人期……上半身（頭、顔、頸、胸、背中）に多い。

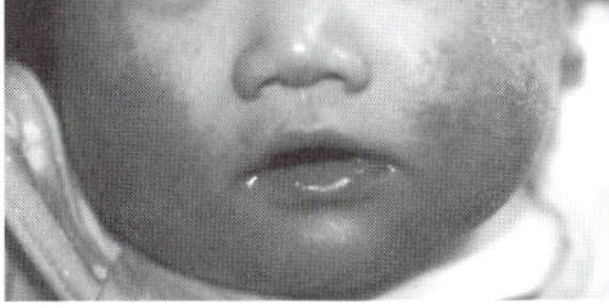

乳幼児

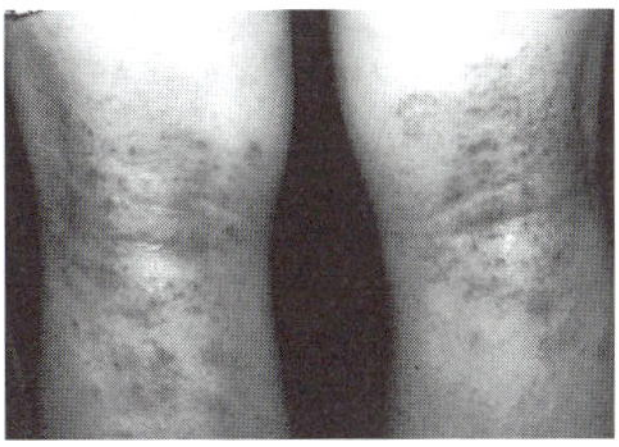

幼小児期

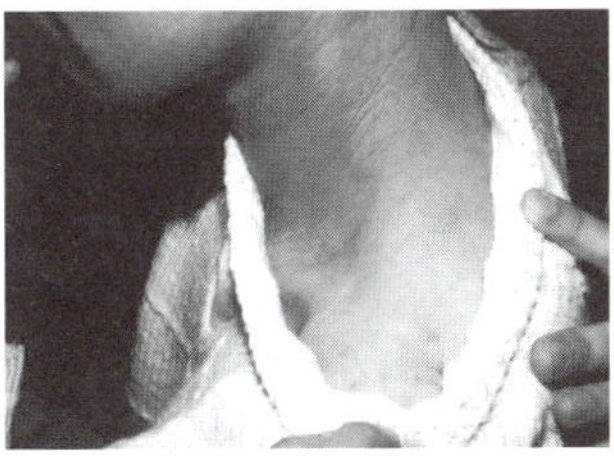

成人期

5　症状の経過で判断する。
悪くなったり良くなったりするのがアトピー性皮膚炎の特徴。その際、新旧の皮膚症状が混じる。

アトピー素因を持ったうえで、以上の五項目を満たすもの――この状態をアトピー性皮膚炎と診断するのです。

患部を診て、ちょっとした問診をする程度では、簡単に判断が付く疾病ではないことがお分かりいただけたでしょうか。

先に出てきた接触性湿疹や脂漏性湿疹、あせもなどはこの五項目を満たしません。そういう湿疹までもが「アトピー性皮膚炎」と診断されてしまうことがおうおうにしてあるのです。

Q2　診断を間違えると、どういった不都合があるのですか？

A2　治療方法に間違いがあると、トラブルの原因になりかねません。

アトピー性皮膚炎が他の皮膚炎と決定的に違うところは、アトピー以外の皮膚炎と比べると治りにくいということです。

アトピー性皮膚炎ではないアレルギー性皮膚炎症疾患は、比較的治りやすい病気と言えます。乳

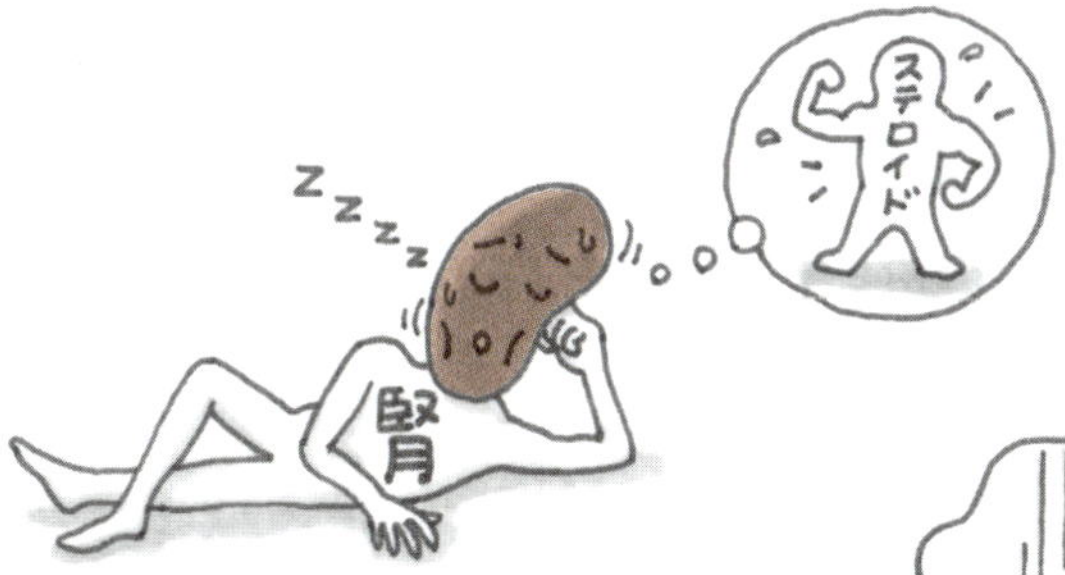

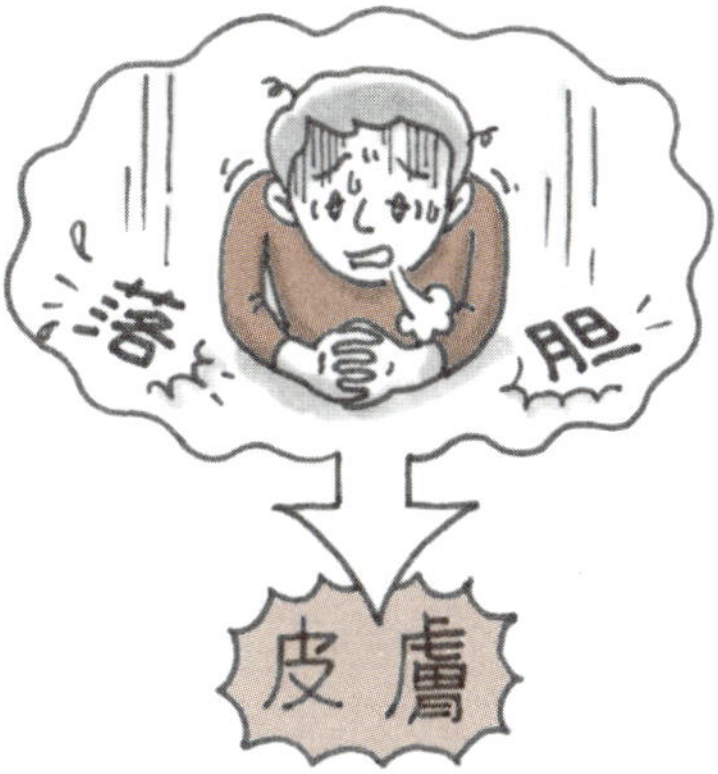

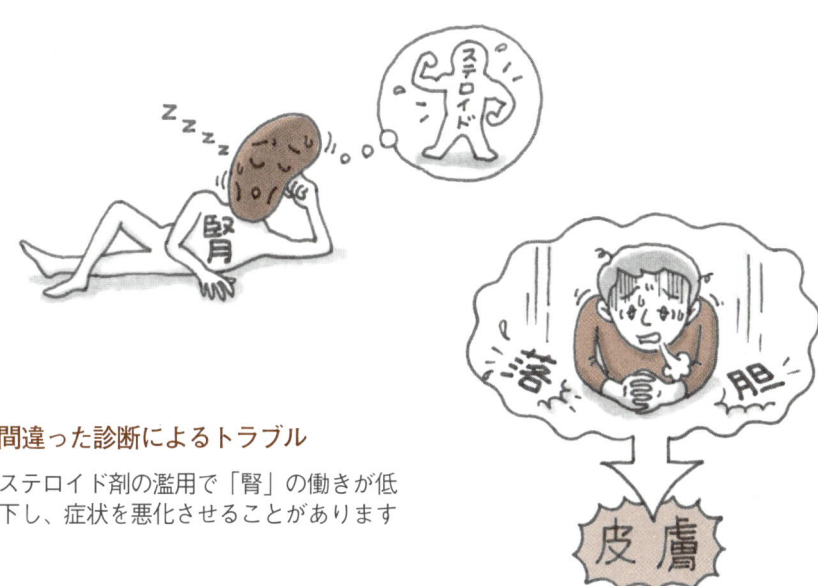

間違った診断によるトラブル

ステロイド剤の濫用で「腎」の働きが低下し、症状を悪化させることがあります

児の頭にできる乳児湿疹などは、自然治癒力によって数ヵ月で治ってしまう場合も少なくないのです。

ところが、そういった皮膚疾患をアトピー性皮膚炎と誤診してしまうとどうなるのでしょう。不都合は二点あります。

まず、内科や皮膚科などでアトピー性皮膚炎と診断されると、ほとんどの場合が外用ステロイド剤を処方されます。顔やカラダの部位によって強さを調節するくらいの配慮はあるでしょうが、基本的にステロイド剤中心の治療法であることに変わりはありません。

副腎皮質ホルモンであるステロイド剤は正しく使用すれば、優れた効果を発揮してくれます。しかし、漠然と使い続けると、副腎は「ホルモンを作らなくてもいい」と判断して、その働きを低下させてしまう恐れがあります。

これは大変な事態で、皮膚の萎縮《いしゅく》、毛細血管が拡張して顔が赤くなり（あるいは黒くなり）、ばい菌あるいはウイルスの感染が起こりやすくなります。ひどいときには成長障害にもつながってしまいます。……このように、将来にさまざまな病気を引き起こす〝温床〟になってしまいかねません。

もう一点の不都合は、精神的なダメージです。

冒頭で述べたように、アトピー性皮膚炎の特徴は治りにくいことです。この事実は、それほどアトピー性皮膚炎について詳しくない人にも知れ渡っています。つまり、アトピー性皮膚炎と診断されると、

「ああ、これからはずいぶんと苦労しなければいけないんだな」

と考えてしまう。診断されたのが本人にせよお子さんにせよ、心理的な負担が大きくなってしまうのです。

この心理的ストレスが、さらに皮膚の症状を悪化させてしまうのです。第3章で詳しく解説しますが、心と皮膚の状態はとても密接に関わっているからです。

ステロイド剤は適切に使用されなければなりません。それには専門医選びということになりますが、まずはアトピー性皮膚炎の正体を知ることです。「アトピー性皮膚炎は不治の難病ではない」と認識しておいてください。

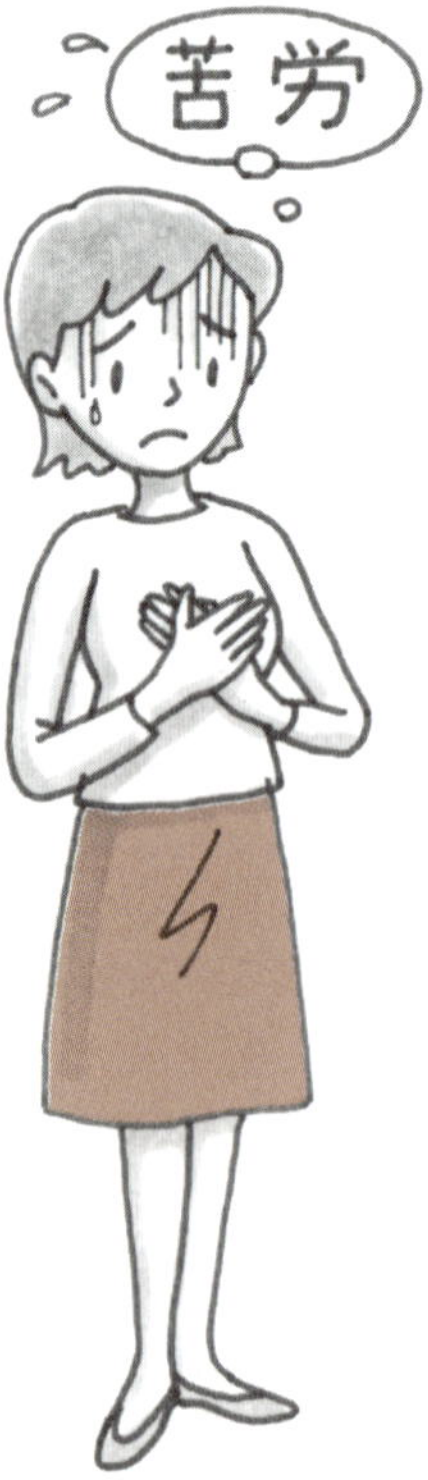

Q3 中医学における診断法を教えてください。

A3 中医学の治療はオーダーメイドです。人それぞれ体質が異なるので、診断も変わってきます。

中医学と西洋医学の診断方法の異なるところは、簡単に言えば患者観察の視点の違いです。

中医学では、まず患者の皮膚の状態だけでなく、内臓機能も詳しくチェックします。

西洋医学では、アトピー性皮膚炎の湿疹反応は赤くてもジュクジュクでも「湿疹」の一言でくくりがちです。そして処方は、おうおうにしてステロイド剤一本槍になることが少なくないのです。

しかし中医学では、アトピー性皮膚炎の状態は刻一刻と変化するものととらえているので、患者の皮膚の状態が、病気の発展過程のどの段階なのかを正確に把握していきます。

皮膚に赤みがあれば、体内に「熱」（炎症）がこもっていると診断します。この赤みにも程度があり、ピンク色ならば皮膚表面だけに「熱」があり、真っ赤であれば「熱」は深くカラダに入り込んでいるのです。当然、治療法も異なったものになります。

赤くてジュクジュクがあるという場合、熱だけではなく「湿《しつ》」（不要な水分）を持っていると診断します。患部の表面が一見カサカサしていても、引っ掻くと汁が出るような場合でも「湿」が溜まっていると判断します。

カサカサになっているときは、「血虚《けっきょ》」（血の不足）という状態で、血の不足、機能低下からくる

アトピー性皮膚炎症状チェックリスト

1　皮膚に丘疹《きゅうしん》（ブツブツ）、紅斑《こうはん》（赤み）がある。
2　皮膚に小水疱（水ぶくれ）、滲出《しんしゅつ》・糜爛《びらん》（ジュクジュク）がある。
3　皮膚が鱗屑《りんせつ》（カサカサ）、または苔癬化《たいせんか》（ゴワゴワ）になっている。
4　発疹部分はかなりかゆく、掻き壊した傷がある。
5　乾燥肌または鮫肌である。
6　発疹が始まってから六ヵ月を経過している。
7　発疹は左右対称性的な特徴を持つ。
8　顔面、頚部に発疹がある。
9　肘、膝のウラに発疹がある。
10　喘息《ぜんそく》または花粉症を患ったことがある。
11　アレルギー性鼻炎またはアレルギー性結膜炎がある。
12　家族の中に皮膚が弱っている、またはアトピー性皮膚炎と言われた経験者がいる。
13　家族の中に喘息、またはアレルギー性鼻炎、結膜炎経験者がいる。
14　（検査の結果）IgE（免役グロブリンE抗体）値が上昇している。
15　アレルギー検査（RAST*）で、陽性になっているものがある。

＊RAST＝Radioallergosorbent Test　過敏反応の皮膚テスト

中医学湿疹三角形

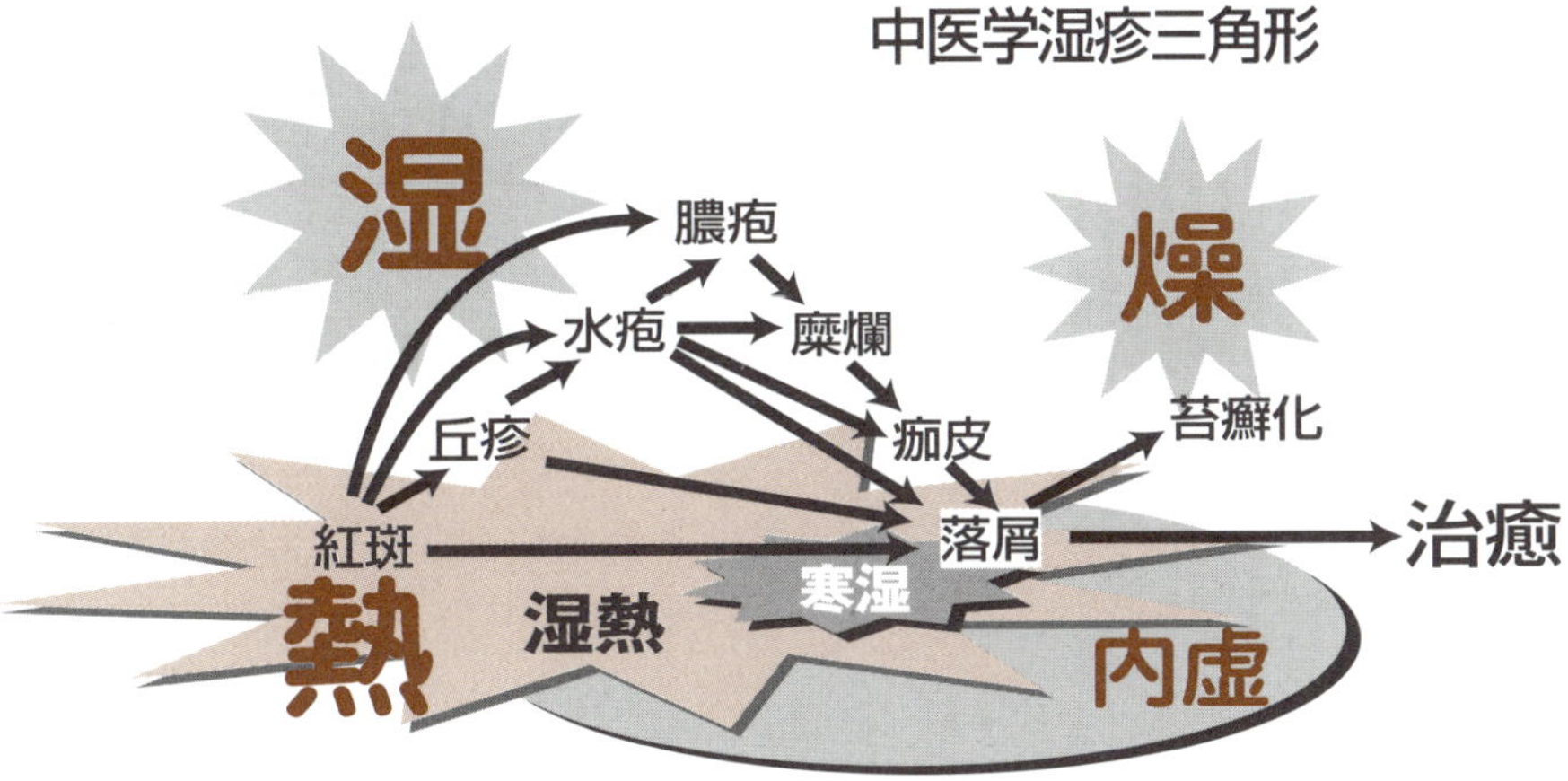

潤い不足と判断します。
象の肌のようにゴワゴワになっているときには「瘀血《おけつ》」の状態と判断します。血液の滞りがどこかにあり、末端の血液の流れが悪くなっているのです。

そして、患部の皮膚だけではなく、患者全体を観察します。食欲はあるのかないのか。便の状態はどうか。疲れやすいかどうか。風邪をひきやすいかどうか――。

しっかり食べられなければ、皮膚回復の栄養が摂り入れられません。便の状態はカラダの中での栄養素の利用状態、消化吸収を雄弁に物語ります。疲れやすいかどうかは、肺の機能と密接に関わっていて、皮膚の防御機能の状態のバロメーターになっています。風邪をひきやすいかどうかは、感染症の併発を予測してケアする大事な問題です。

中医学の診断法は多岐にわたります。皮膚の状態、そして患者のトータルの状態を把握してこそ、アトピー性皮膚炎の正しい治療がスタートすると考えるからです。

ですから、ステロイド剤一本槍になりがちな西洋医学的治療とは異なり、中医学は一〇〇人の患者がいれば一〇〇通りの治療法になるわけです。言わばオーダーメイドの治療です。

column 1

アトピー性皮膚炎の肖像

奇妙な皮膚炎――。

「アトピー」の名前の由来は、ギリシャ語の「a-topos」（ア・トポス…奇妙な、変な）からきています。

一九二三年、コカとクックの二人の米国医師によってアトピー性皮膚炎に関する最も古い学術論文『家系的に発症する遺伝的過敏症』が発表されたとき、「atopy」という英語名が使われたのです。今から八十年ほど前のことです。欧米では電気製品、自動車などの文明が急速に発達した時代です。

日本へはアメリカの医師、L・W・ザルツバーガー博士が一九六〇年に初めて紹介したのですが、当時はほとんど問題にはなりませんでした。以後、文明化の進展、生活環境の変化とともに増加していくことになります。一九九八年からは顕著な増加傾向にあり、特に成人タイプのアトピー性皮膚炎が増えてきています。日本だけではなくアメリカに多く、将来的には中国でも増加すると言われています。

アトピー性皮膚炎はアレルギー体質の遺伝が原因――かつてはそのように決めつけられていました。

乳幼児の発症が多かったからです。もちろんアトピーには遺伝的な傾向はあるのですが、ではなぜ、成人性のアトピー性皮膚炎がこれほど増加しているのでしょう。ここにアトピー性皮膚炎を理解するカギがあります。

体質の遺伝は否定しませんが、人間の体質は成長にしたがってどんどん変化していきます。「アトピー性皮膚炎になる体質」「ならない体質」の二者択一が永遠に続くわけではありません。たとえば三十歳でアトピー性皮膚炎を初めて発症した場合を考えると、三十年の間の生活習慣がとても重要になってくるのは明らかです。どういう食生活をしてきたのか、どういうところに住んでいたのか、どういう仕事をしてきたのか、運動歴はどうだったのか——。

さらに、患者自身の生活習慣に加え、社会環境、自然環境も大きく変化しています。

考えてみてください。アトピー性皮膚炎の遺伝的要素がない人でも、加工肉を使ったファーストフードを毎日食べ続けたらどうなるのか。そういった食生活が体質に影響を与えないわけがありません。その悪影響が、三十歳になって噴出したと考えても不思議はありません。もちろんこれは一例で、アトピー性皮膚炎の原因はそれほど単純なものではないのですが……。

つまり、アトピー性皮膚炎は人間が作る病気……と言えるのです。

ある患者さんのエピソードです。彼は大学生で、子どものころからアトピー性皮膚炎の症状に悩まされていました。なにをやっても治らないので相談に来たわけです。

漢方薬である程度まで症状が改善したのですが、それでも綺麗なスベスベの肌にはなりません。そのうち、彼は中国へ留学することになりました。

そして半年後、帰国した彼をみて、私はびっくりしました。肌がスベスベで、アトピー性皮膚炎の症状はまったくみられなかったのです。「中国でどんな治療をしたか」と尋ねると、「別に治療はしなかった」と言うのです。ただ、中国で生活していただけで、肌がスベスベになったのです。

　このエピソードは誠に示唆に富んでいます。環境がダイナミックに変わっただけで、アトピー性皮膚炎が治ってしまったのですから。

　考えられる要因は、生活環境と食環境です。彼が住んでいた中国の町は、清潔度では日本より劣っています。しかし、アトピー性皮膚炎を悪化させることはなかった。それは、環境に日本ほど化学物質が多くなかったからでしょう。そして住まいも鉄筋密閉型（マンションなど）ではないので、風通しが良く、人間の生活がより自然に近い形で営まれていたからでしょう。

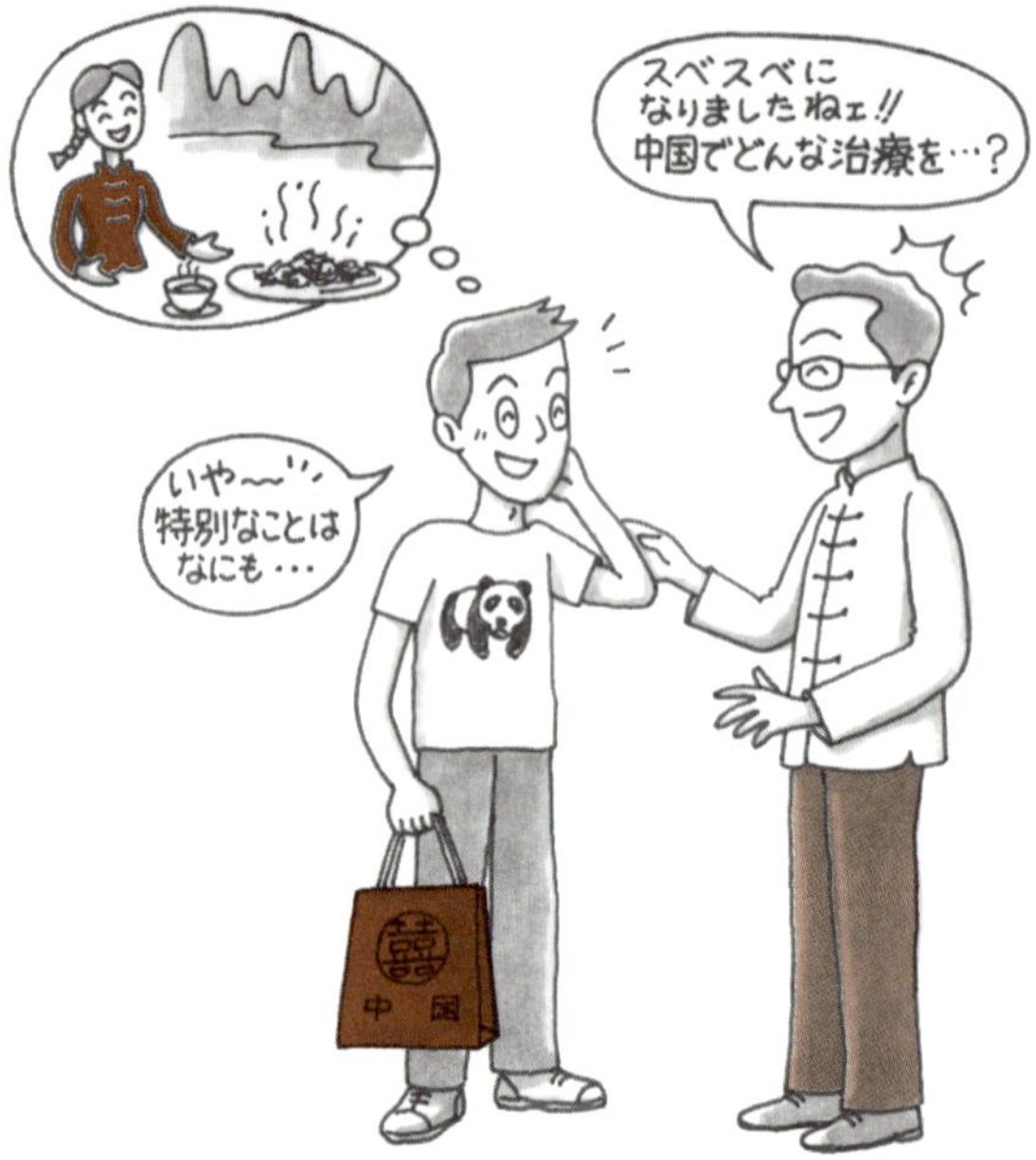
スベスベになりましたねェ!! 中国でどんな治療を…？
いや〜〜 特別なことはなにも・・・
中国

　そして食事ですが、中国では食材に必ず火を通して食べます。ナマの物を食べることは、カラダに「湿」を生みやすく、アトピー性皮膚炎にとって良くありません。日本では伝統的に「ナマ＝新鮮」という考え方があるので、魚や野菜をナマで食べることが少なくありません。

　中国留学での食生活の改善。さらには牧歌的な生活環境がストレスを減らした……こうしたことが症状改善の原因になったと思われます。

2

中医学でアトピー性皮膚炎が良くなった

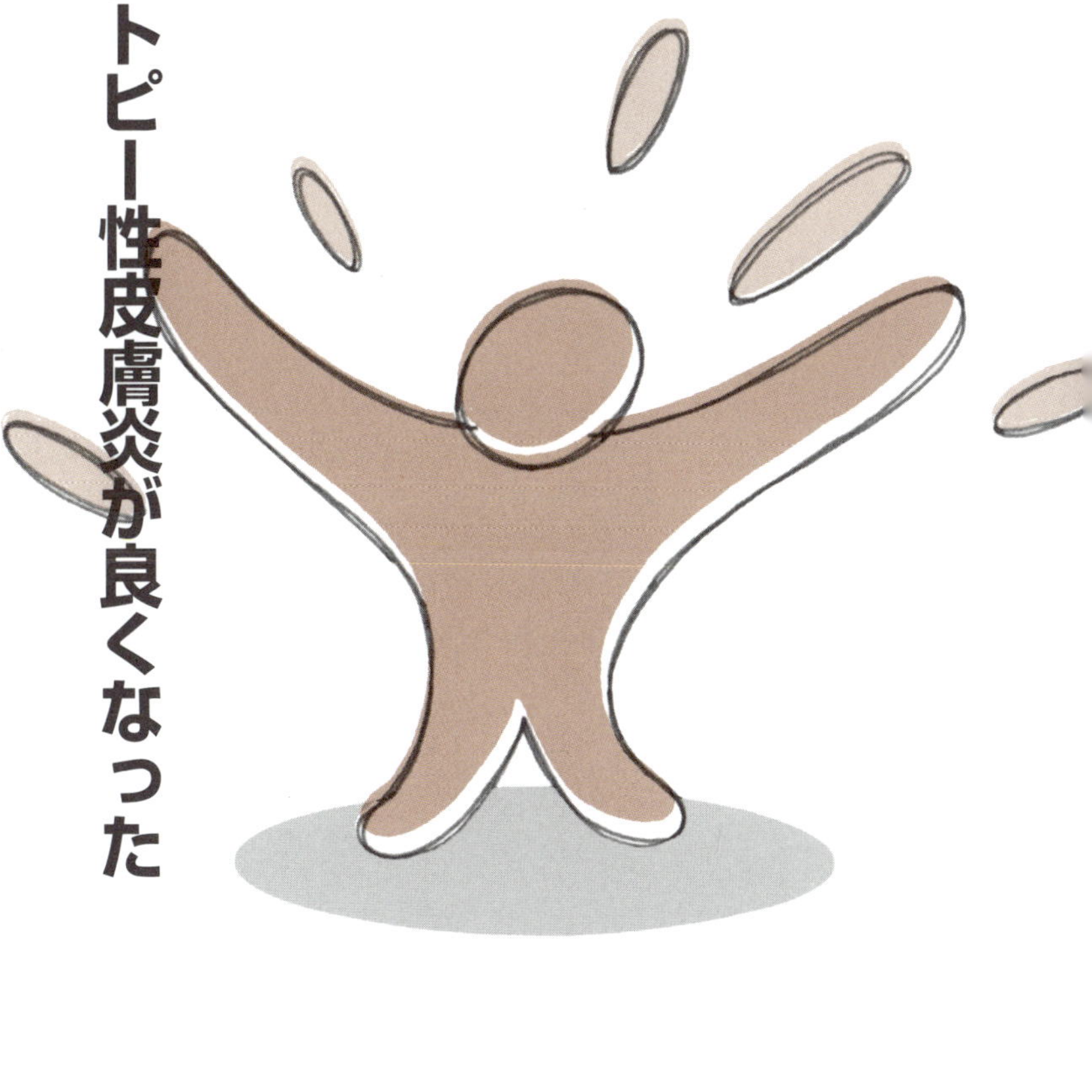

Case 1

確実に効果が表れる乳幼児アトピー

プロフィール

生後六ヵ月の男の子。

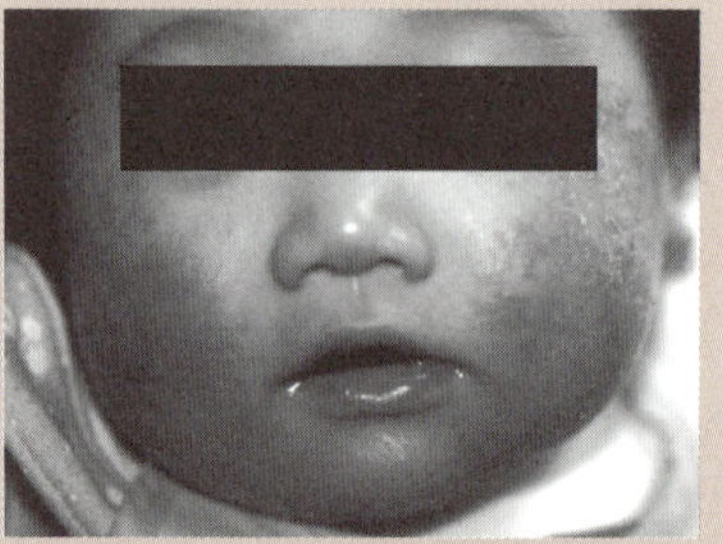

治療前

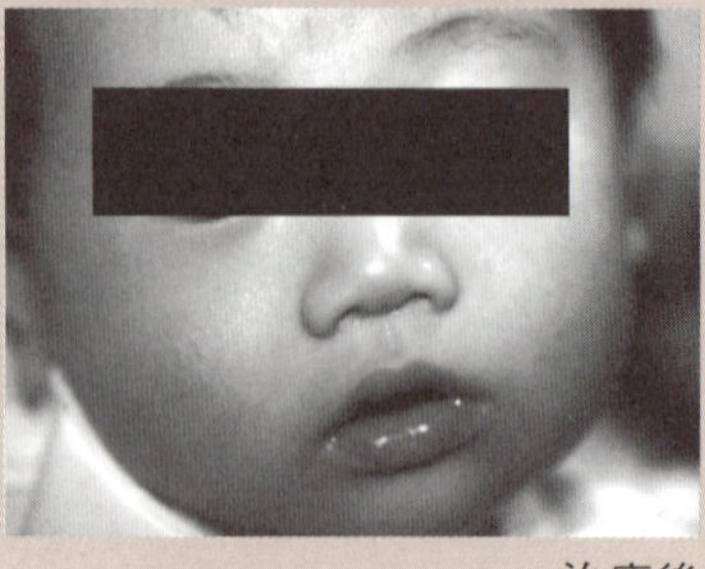

治療後

アトピー性皮膚炎の状態

出産後まもなく顔、頭を中心に、紅斑《こうはん》（赤み）、滲出《しんしゅつ》（ジュクジュク）、痂皮《かひ》（カサブタ）が出て、激しいかゆみを伴っているようだった。病院ではアトピー性皮膚炎と診断された。症状を繰り返して落ち着かない。

相談に来た時点で、顔の両頬部に広範囲に滲出を伴う紅斑、丘疹《きゅうしん》（ブツブツ）がみられ、紅斑の表面に痂皮を付着していた。

耳切れ、滲出がある。手首と足首にも赤色丘疹、紅斑、滲出が認められた。舌全体が赤く、舌苔《ぜったい》は薄い。

姉がアトピー性皮膚炎と花粉症を患っている。

中医学的アプローチ

弁証（タイプ）＝湿熱（ジュクジュク）タイプ。
治則（方法）＝清熱利湿（熱を冷まして湿気を追い出す）、健脾《けんぴ》（消化器系の立て直し）。
対処（内服）＝瀉火利湿顆粒《しゃかりしつかりゅう》、五行草、焦三仙《しょうさんせん》。
外用＝紅斑、滲出部に五行草液を湿布。

症状の経過

一ヵ月後、紅斑は明らかに減り、滲出は止まった。

前記対処をさらに一ヵ月服用したところ、紅斑はほぼ消失。耳切れ、手首、足首の症状も消失した。

その後、瀉火利湿顆粒の服用は中止し、五行草、焦三仙のみ服用して、消化機能を高めながら、皮膚の炎症を抑えていった。

半年後、不快な皮膚症状は完全に消失した。現在まで再発なし。

乳幼児のアトピー性皮膚炎は、精神的なストレスといったバックボーンが浅いため、成人型アトピー性皮膚炎と比べると効果が表れやすい。逆に、思慮がないため、かゆければ掻きむしってしまう点に注意が必要となる。

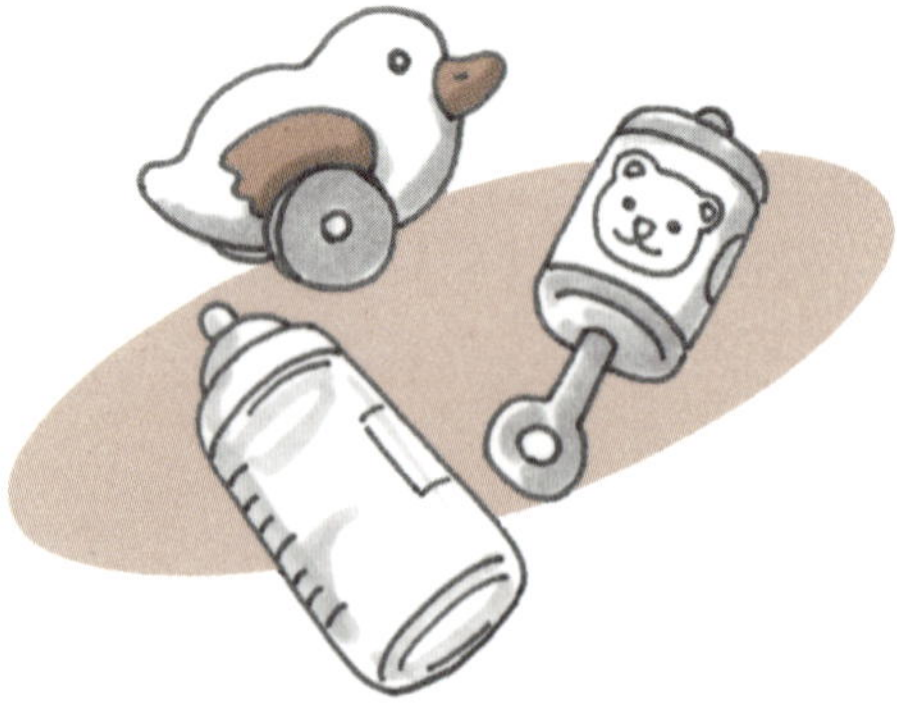

column2

五行草（ごぎょうそう）

なにやら、ご利益のありそうな鮮やかな名前ですね。由来は五行草に中国古代哲学の『五行論』（三三ページ五行色体表参照）の色が揃っていることからきています。

すなわち、葉が青、茎が赤、花は黄色、実は黒、根は白という配色です。スベリヒユ科の植物で、フレッシュなものでも乾燥させたものでも優れた効果を示します。生薬名は葉の形が馬の歯を削ったようにみえるところから、馬歯莧《ばしけん》と呼ばれています。また、歴史上、さまざまな救命に関わる逸話を残しているところから、「長寿菜」「安楽菜」「長命菜」なども……。治療薬および健康食品として中国では広く親しまれている生薬です。

中国では伝説の薬草として知られています。

その昔、ある村に継母に虐げられていた娘がいました。食べ物もろくに与えられずに栄養失調で苦しんでいたところに、村全体に赤痢が蔓延しました。当然、その娘も赤痢にかかり、死線をさまようことになりました。

村人がばたばたと倒れていく……娘も死を覚悟しました。しかし、娘は朦朧《もうろう》とする意識の中で、道端の〝雑草〟が何かを語りかけるような感覚を覚え、無我夢中でその草を食べたのです。

すると、奇跡が起こりました。死線はみるみるまに遠ざかり、健康を回復してしまったのです。

「一体私のカラダに何が起こったのだろう?」

娘はしばし考えて、ハタと気がついたのです。

「あの雑草が私の命を救ってくれた」


薬理作用は多彩で、抗菌作用、抗炎症作用、血管収縮作用、抗アレルギー作用、抗ウイルス作用、子宮収縮作用があります。

薬理作用をみても分かるとおり、アトピー性皮膚炎を含めた皮膚疾患一般に効果を示します。

また、内服だけではなく外用療法もあり、五行草エキスを水に溶かして三パーセント程度の濃度にして湿布すると速効性のかゆみ止めになります。同時に優れた抗菌、抗アレルギー、抗炎症効果が期待でき、化膿性の皮膚湿疹や虫刺されにも有効です。

ただ注意しなくてはいけないのは、子宮収縮作用があるため、妊娠中の女性にはお勧めできません。

五行草の効果が顕著だった症例を一例紹介します。

子どものころからアトピー性皮膚炎と診断された二十五歳の女性が、そのまま成人型アトピー性皮膚炎に移行したケースでした。顔、頸部、四肢に紅斑があり、ひどいかゆみを伴っていて、抗アレルギー剤、抗ヒスタミン剤を内服、ステロイド剤を外用していたのですが、症状は改善されませんでした。

そこで内服を「温清飲《うんせいいん》」「竜胆瀉肝湯《りゅうたんしゃかんとう》」に、そして外用には五行草液の湿布……としたところ、二週

五行色体表（抜粋）

五季	春	夏	長夏	秋	冬	季節
五方	東	南	中央	西	北	方位
五色	青	赤	黄	白	黒	季節の色・病気の色
五気	風	熱	湿	燥	寒	季節の外気
五行	木性	火性	土性	金性	水性	五行の性質
五臓	肝	心	脾	肺	腎	臓器の活動関係
五腑	胆	小腸	胃	大腸	膀胱	五臓と表裏関係にある内臓
五官	目	舌	唇(口)	鼻	耳(二陰)	感覚器。二陰は性器と肛門
五体	筋	血脈	肌肉	皮膚	骨	カラダを構成する組織

『五行論』

人間のカラダを大宇宙、大自然の中における〝小宇宙〟としてとらえる中国哲学による理論です。

森羅万象を五つに分類し把握しようとするもので、五つに分類されたものがお互いにどう関わり影響し合っているかを解明した理論です。世の中のものは多種多様でありますが、一見異なるものの中に、類似性を持った現象があるものです。たとえば、「太陽－火－血」には赤色という色彩が共通しているということです。

万物は〝気〟から構成されていますから、各系統（行）は〝気〟の現れ方の違いでもあり、五行とは〝気〟の五つの側面とも言えます。

間で紅斑がほぼ消失した、との報告でした。

　五歳のときから二十年間もアトピー性皮膚炎に悩まされ続けた患者さんの皮膚が、わずか二週間で劇的に変化したのです。今までにない自分の肌の落ち着き具合に、たいそうびっくりしたそうです。

　五行草液の抗炎症、抗アレルギー作用が発揮された好例と言えるでしょう。

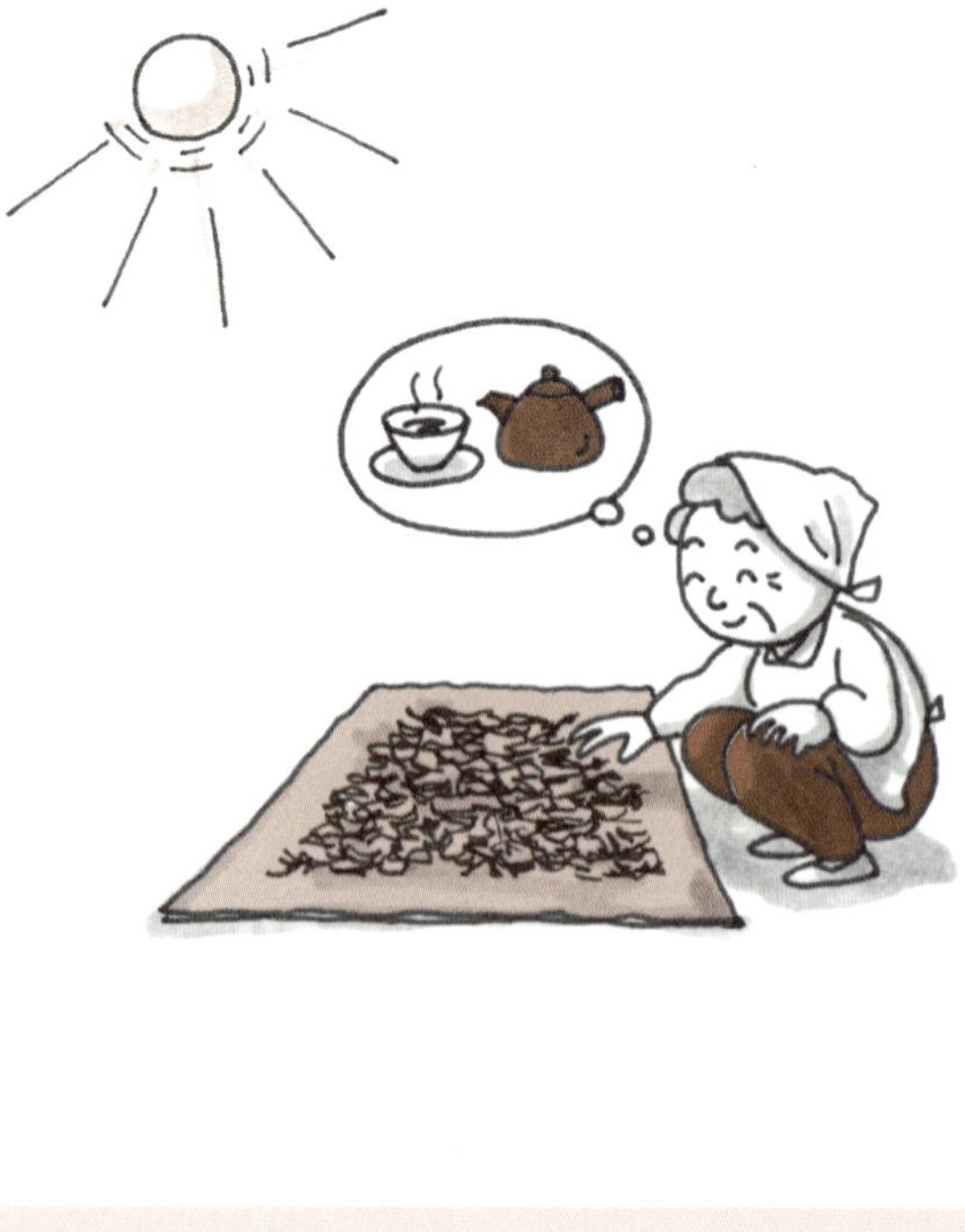

Case 2

血熱風熱タイプの「軽快→増悪」の悪循環を断ち切る

プロフィール

二十二歳の女性。

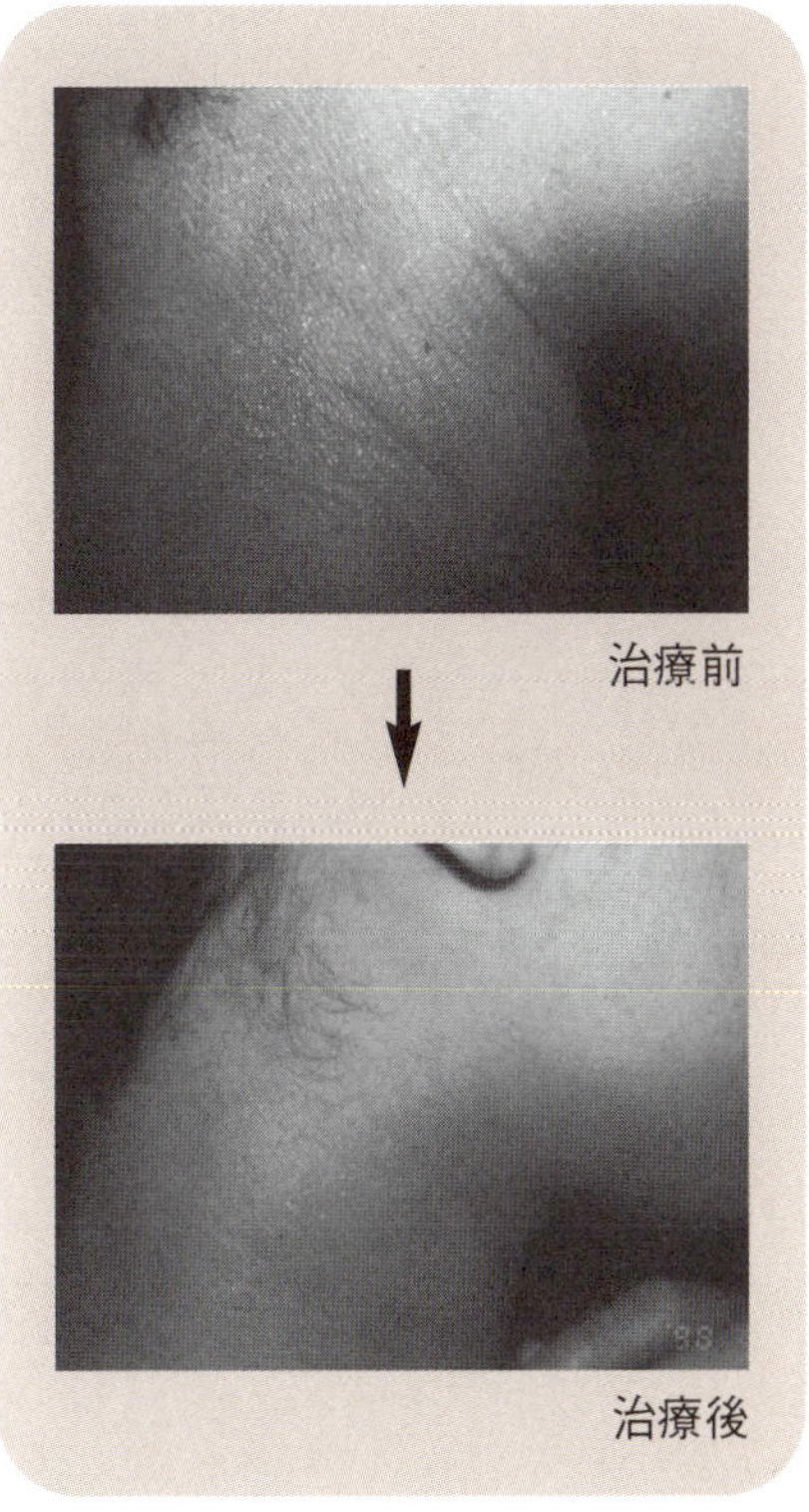

治療前

治療後

アトピー性皮膚炎の状態

子どものころからアトピー性皮膚炎と診断されていた。ステロイド剤を外用し、抗ヒスタミン剤と抗アレルギー剤を内服する治療を続けてきた。

症状は、一時落ち着いてはまた再発。この繰り返しである。

相談時に、顔、頚部、四肢に、広範囲的潮紅を伴う乾燥状態、頚部と両手には苔癬化《たいせんか》（ゴワゴワ）、一部に掻爬《そうは》により滲出液が出る。治療前の写真は頚部から顔の一部で、著明な潮紅《ちょうこう》（赤み）、ゴワゴワして鱗屑《りんせつ》もみられる。

かゆみが激しい。便秘気味で、よく水を飲む。アレルギー性鼻炎の既往症あり。家族にアレルギー症状は特になし。

中医学的アプローチ

弁証（タイプ）＝血熱風熱（赤みの強い）タイプ。

治則（方法）＝清熱涼血（熱を追い出す）・解毒（外邪を除き、毒を出す）。

対処（内服）＝瀉火利湿顆粒、天津感冒片《てんしんかんぼうへん》、涼血清営顆粒《りょうけつせいえいかりゅう》、五行草。

外用＝赤みの強いところに五行草液で湿布。全身に五行草入り保湿クリームでスキンケア。

症状の経過

二ヵ月後、赤みがだいぶ取れた。滲出もほぼなくなった。しかし乾燥が目立ち、一部に赤みがあり、両前腕から手背部にかけて苔癬化していた。

そこで瀉火利湿顆粒＋涼血清営顆粒＋天津感冒片を服用してもらった。二ヵ月で症状はさらに緩和した（治療後の写真）。

その後は、日光を強く浴びたときに、または風邪をひいたときに赤みを出ることがあるとのこと。前記対処、または当帰《とうき》飲子《いんし》を使って症状は落ち着いている。外用のスキンケアを続けて使用している。

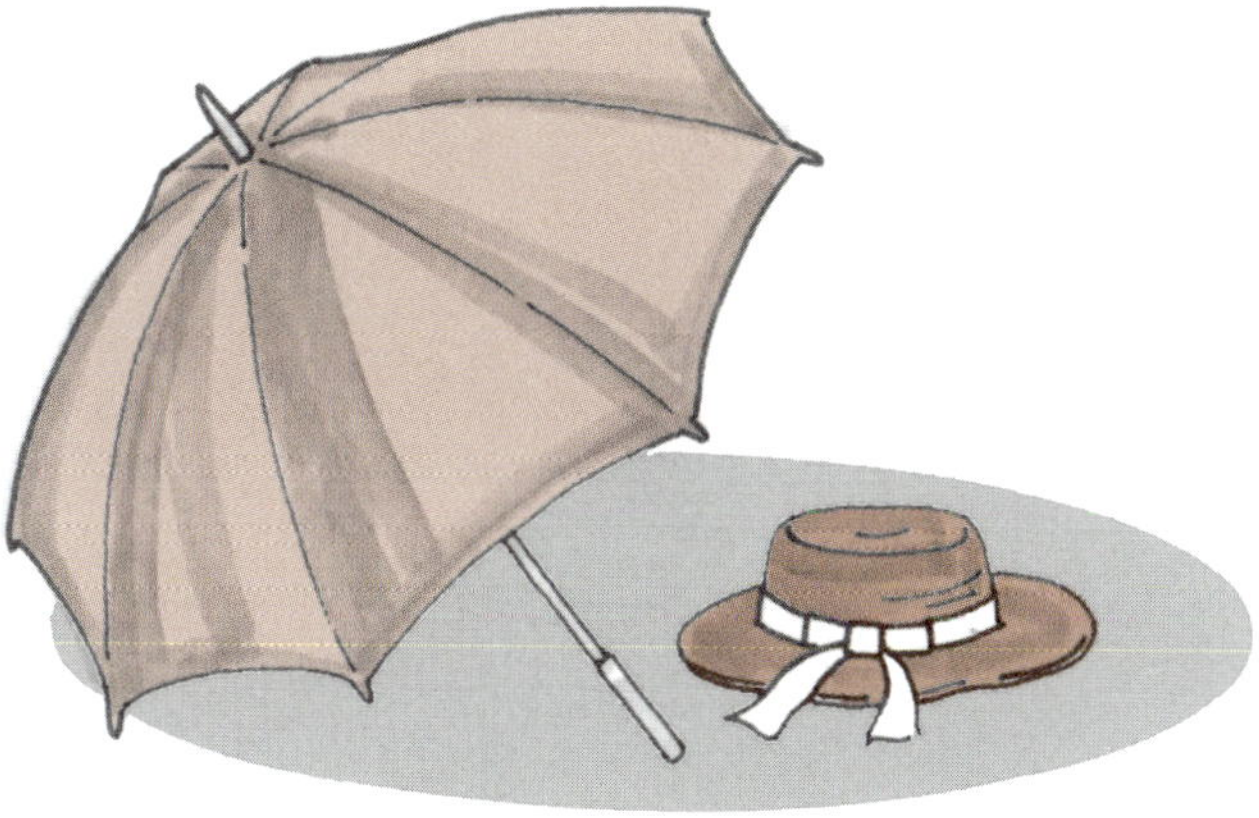

column3

涼血清営顆粒（りょうけつせいえいかりゅう）

さまざまな配合研究の結果、近年ようやく登場した「アトピー性皮膚炎治療のエース」とも言える製剤です。

その涼しげなネーミングから分かるとおり、効能は「清熱涼血《せいねつりょうけつ》」、すなわち血の興奮を冷ます――というものです。アトピー性皮膚炎の、特に熱を持ったいわゆる「赤い皮膚病」に大いなる効果が見込まれています。六種の生薬から成り、それぞれの薬効は以下の通りです。

・生地黄《しょうじおう》　ゴマノハグサ科アカヤジオウの根。強壮、血糖値降下、利尿、増血、降圧作用がある。アトピー性皮膚炎には、特にステロイド剤の副作用に対抗して副腎皮質の萎縮《いしゅく》を防ぐ。

・牡丹皮《ぼたんぴ》　キンポウゲ科ボタンの根皮。抗炎症、鎮痛、鎮静、抗アレルギー、抗血栓作用がある。特にマスト細胞（一一四ページ参照）の中にあるヒスタミンなど化学伝達物質に対抗する。

・赤芍薬《せきしゃくやく》　キンポウゲ科シャクヤクの根。鎮静、抗アレルギー、抗炎症、末梢血管拡張作用がある。特に冠状動脈を拡張して心臓を保護する。ストレス性胃潰瘍に対して改善効果が大きかった。

・黄芩《おうごん》　シソ科コガネバナの根。解毒、胆汁分泌促進、抗炎症、血圧降下、抗アレルギー作用がある。嘔吐、下痢止めの効果がある。抗癌作用も報告されている。

・山梔子《さんしし》　アカネ科のクチナシの成熟した実。鎮痛、抗炎症、止血効果がある。肝臓を保護し、健やかな代謝を応援する。

・生大黄《しょうだいおう》　タデ科ダイオウの根茎。健胃、血液凝固抑制、抗菌、抗炎症作用がある。血中の脂肪濃度を抑え、抗酸化作用も報告されている。

以上のように、涼血清営顆粒の六つの生薬すべてに強力な抗炎症、抗アレルギー効果があります。したがってアトピー性皮膚炎の治癒に特効薬的な活躍が見込まれますが、悪い熱がこもっている状態の「血熱証《けつねつしょう》」はアトピー性皮膚炎のみならず、多くの疾病に関係しています。アトピー性皮膚炎ではない皮膚病、婦人病一般、便秘、のぼせ、腸内のトラブルなどに効果があるわけです。

ただし、虚寒体質（寒がり、四肢の冷え）の患者さんには向きません。

弁証論治《べんしょうろんち》による適性な服用が、涼血清営顆粒の薬効を最大に発揮することになります。

Case 3

生理不順を調整する

プロフィール

二十五歳の看護師。アトピー性皮膚炎に伴う生理不順。

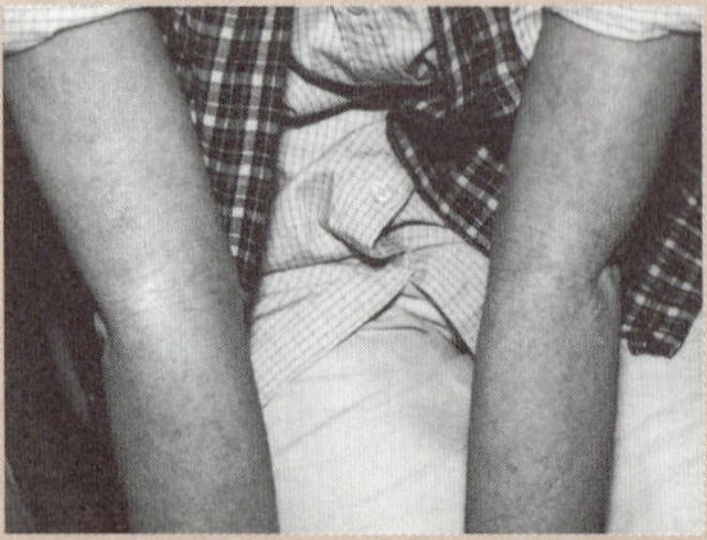

治療前

↓

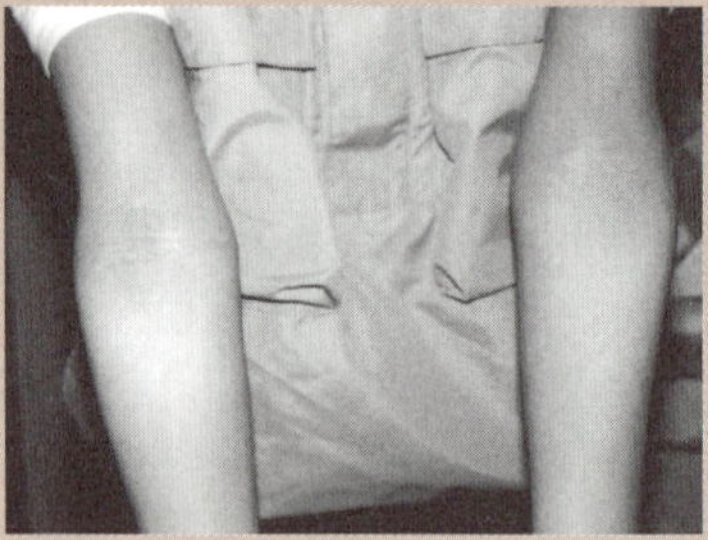

治療後

アトピー性皮膚炎の状態

ステロイド軟膏を二十五年間外用した。二ヵ月前に副作用を感じてステロイド軟膏をやめた。その結果、リバウンドに見舞われた。糜爛《びらん》、痂皮、滲出、腫れ、紅斑などの症状に困って相談に来た。

初潮が十一歳。今の時代では遅め。これもアトピーの影響……。周期二十八～三十日、期間四～六日。二年前から生理不順が始まっていた。生理周期に伴って皮膚炎が再発してひどくなった。高温期のない単相基礎体温が認められ、三ヵ月前から病的無月経（続発無月経）となったため、婦人科で月に一度ホルモン注射を受けていた。生理は黒っぽく、血の塊もあった。

食欲はある。口の渇きは覚えるが、水はそれほど欲しくない。大便は軟便で一日一～二回。舌全体にピンク色の斑点があり、先端部は赤い。舌苔は白く、やや油っぽい。

中医学的アプローチ

弁証（タイプ）＝脾腎陽虚《ひじんようきょ》（消化系が弱く、冷えがある）、湿熱阻滞《しつねつそたい》（赤みがあってジュクジュク）タイプ。

治則（方法）＝清熱利湿（熱を冷まして湿気を追い出す）。

対処（内服）＝瀉火利湿顆粒、五行草、板藍根《ばんらんこん》、三物黄芩湯《さんもつおうごんとう》。

外用＝五行草入り入浴剤で入浴する。五行草液で滲出部の湿布。五行草入りクリームで滲出部以外の皮膚をケアする。

症状の経過

一ヵ月経過して、腫れ、滲出がなくなり、かゆみ、赤みが消え、口の渇きがなくなる。

内服中の薬は皮膚の変化を観察しながら、黄連解毒湯あるいは牡丹皮エキスを追加したり、減らしたりした。

皮膚の状態が落ち着いてから、以下の対処で生理を調整し始める。

・対処の調整＝瀉火利湿顆粒、板藍根、三物黄芩湯、婦宝当帰膠

一ヵ月後、皮膚の紅斑、苔癬化、カサカサと乾燥がみられる。かゆみはない。単相基礎体温で病的無月経（続発無月経）が続く。舌全体にピンク色の斑点があり、舌苔は薄く白い。

・対処の調整＝海馬補腎丸、婦宝当帰膠、冠元顆粒、瀉火利湿顆粒

二ヵ月後、生理周期二十日目に基礎体温が上がった。その二日後体温が下がった。四日後に出血。産婦人科で不正出血として止血した。

前記の漢方薬を続けて服用。二十日目に基礎体温が上がった。高温期が続く一四日目にホルモン注射をしなくても生理が訪れた。

現在、基礎体温は安定。生理周期二十九～三十一日で生理が来るようになった。

この治療中、風邪によって皮膚症状が悪化したときには、海馬補腎丸、婦宝当帰膠、冠元顆粒を休み、天津感冒片に変えたりした。現在、沙棘油も服用中。

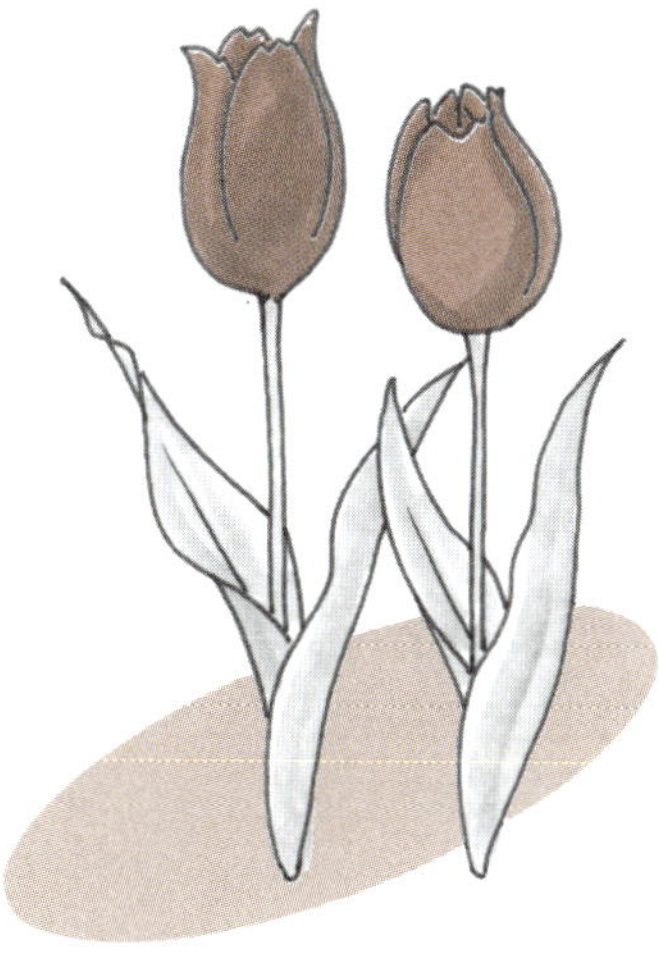

column4

瀉火利湿顆粒（しゃかりしつかりゅう）

別名は竜胆瀉肝湯《りゅうたんしゃかんとう》で、恐らく耳に馴染みの深い漢方製剤だと思います。肝胆に関係するいろいろな症状を治療するときに頻繁に登場する名前だからです。

構成生薬は、「当帰《とうき》」「地黄《じおう》」「木通《もくつう》」「黄芩《おうごん》」「沢瀉《たくしゃ》」「車前子《しゃぜんし》」「竜胆《りゅうたん》」「山梔子《さんしし》」「甘草《かんぞう》」です。

頭痛、目赤、口中の苦み、耳鳴り、難聴、怒りっぽい性格、外陰部のかゆみ、腫れ、排尿痛、残尿感、血尿、などに瀉火利湿顆粒を使用することが多いのです。

アトピー性皮膚炎の症状に対しては、赤くてジュクジュクの「湿熱」タイプに使われる製剤です。

アトピー性皮膚炎における湿熱の特徴は、皮膚に水疱、浮腫（以上「湿」）、紅斑、腫れ、熱感、疼痛（以上「熱」）がみられ、病状過程が長くて治りにくいことです。「湿」は、症状がカラダの下部（深部）に侵入しやすく、他の邪気と連合しやすいために、どうしても病状が複雑化してしまうからです。

瀉火利湿顆粒をベースにして、頑固なアトピー性皮膚炎が軽快した一例をご紹介しましょう。

二十一歳の女性。六年前にアトピー性皮膚炎と診断され、ステロイド剤を外用していましたが、症状は一進一退を繰り返していました。手足、顔に紅斑と鱗屑《りんせつ》が表れ、上半身が苔癬化《たいせんか》という症状でした。もちろん、激しいかゆみのため、夜もよく寝られない状態で、食欲もありませんでした。

・七月二十三日　瀉火利湿顆粒二グラム、三物黄芩湯二・五グラム、板藍根一包を日に三回、外用は紫雲膏とザーネクリームの混合物を全身に塗布。

・八月六日　顔と体幹部の紅斑が減少、顕著なのは激しいかゆみが治まったこと。ただし、掻いてしまうところに湿潤面がみられた。

前の薬を継続服用し、さらに五行草一〇グラムで薬浴した。

・九月三日　顔の紅斑がほぼ消失した。鱗屑は少し残っている。苔癬化は相当緩和していた。皮膚は乾燥気味。

・九月十七日　顔、頚部、体幹部の紅斑が綺麗に消失し、健康な皮膚の色に戻った。苔癬化もほぼ消失。引き続き、皮膚の乾燥がみられる。

・十月二日　紅斑、苔癬化、鱗屑、かゆみ、すべての項目にマイナス反応。食欲も回復し、生理も順調。皮膚がやや乾燥しているので、再発予防を図りながら服用を続けた。

以上は、わずか二ヵ月間で劇的にアトピー性皮膚炎の症状が改善された例でした。症状が入り組んでいて複雑化している場合でも、瀉火利湿顆粒にはもつれた糸を確実に解くような効果が期待できるのです。

Case 4

顔の赤み、腫れが完全に消えた

プロフィール

二十八歳の女性。中肉中背。

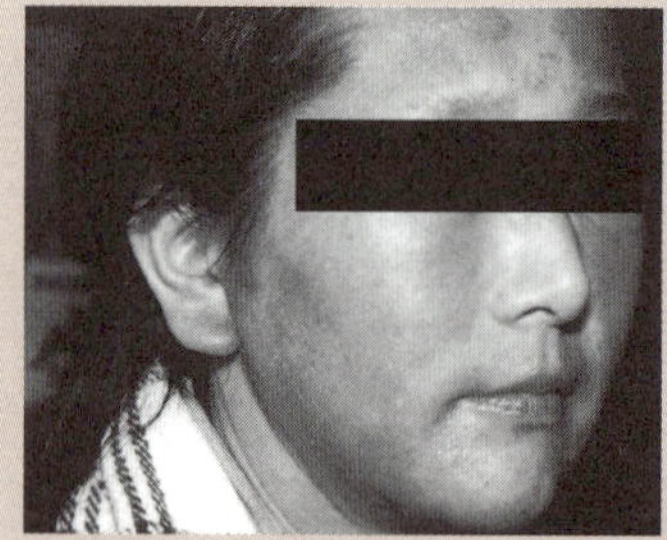

治療前

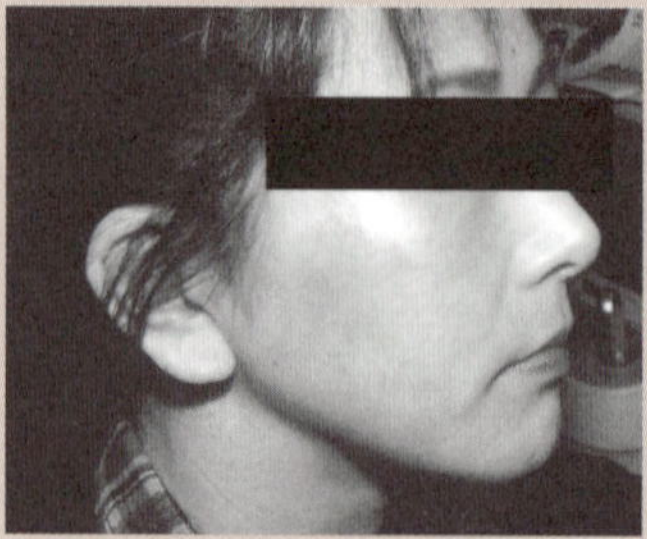

治療後

アトピー性皮膚炎の状態

二歳のときにアトピー性皮膚炎と診断された。以来、四肢の内側、首、両手に紅斑、掻痒《そうよう》を繰り返す。やがて苔癬化（ゴワゴワ）した。症状がひどくなると、ステロイド軟膏を外用してきた。

一年前から症状が顔に出るようになってきた。ここ半年は、ステロイド軟膏を毎日朝晩二回ずつ外用しても症状は良くならなかった。

一週間前から腫れがひどくなり、滲出液の量が多くなる。

便秘がひどい。舌全体が赤く、舌苔は薄く黄色い。母親がアレルギー体質。

中医学的アプローチ

弁証（タイプ）＝湿熱・熱毒（赤みがあって炎症を起こしている）タイプ。

治則（方法）＝清熱利湿（熱を冷まして湿気を追い出す）・解毒。

対処（内服）＝瀉火利湿顆粒、黄連解毒湯、五行草、三物黄芩湯。

外用＝五行草入り入浴剤で入浴。五行草入りクリームを外用。

症状の経過

二週間後、腫れ、滲出は改善された。

しかし温泉に行ったためか、手、顔の腫れ、滲出がまたひどくなった。そこで天津感冒片を追加して服用した。

その二週間後、顔、手の腫れは完全に消えた。滲出がやや残り、痂皮（カサブタ）がみえるくらいになった。ひりひりする痛み、かゆみはなくなった。大便は毎日出るようになった。この時点で三物黄芩湯の服用を止めた。

その後、良くなったり、悪くなったりしながらも、漢方薬を調整し続け、症状はだんだん落ち着いてくる。

四ヵ月後、顔の紅斑、掻痒はなくなり、正常な皮膚になった。ただし手は乾燥し、ややかゆみが残っている。

体質改善するために、婦宝当帰膠、温清飲《うんせいいん》、沙棘油を内服。沙棘クリームを外用。ステロイド軟膏は完全に止めた。

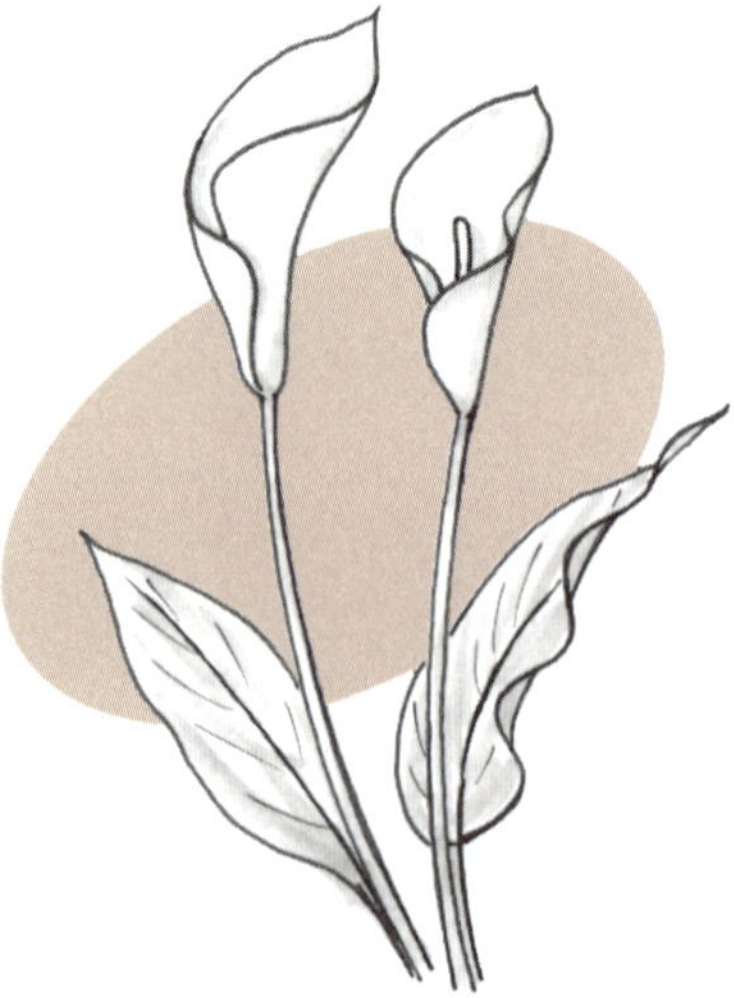

Case 5
ステロイド剤のリバウンドを一ヵ月で軽快

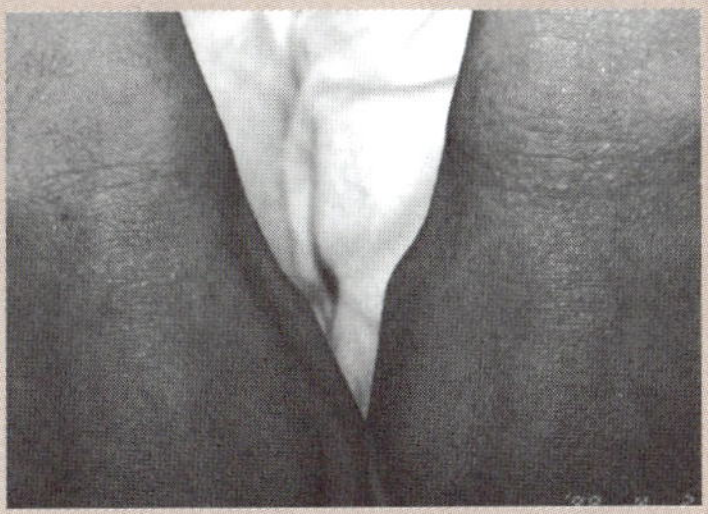
治療前

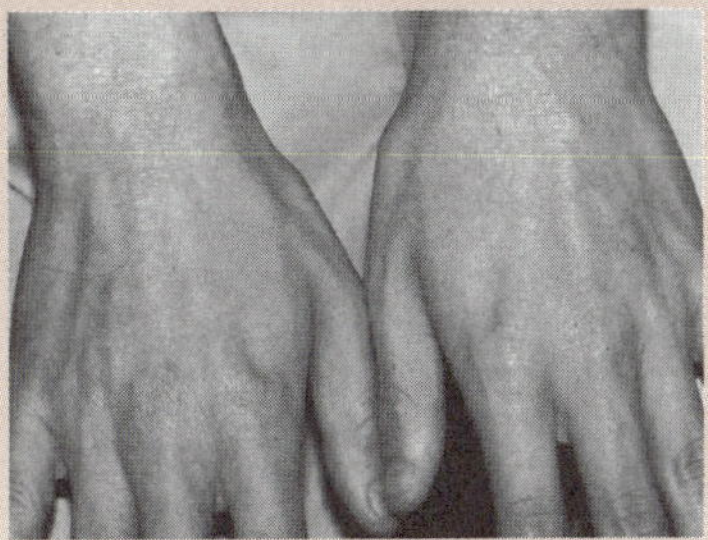
治療後

プロフィール
十七歳の男性。

アトピー性皮膚炎の状態
二歳時に顔面から紅斑、丘疹、滲出が出始め、病院でアトピー性皮膚炎と診断された。外用ステロイド剤を間欠的に塗布し、良くなったり、悪くなったりする。

小学校三年生のときからステロイド剤を中止、非ステロイド外用剤で対応してきたが、症状が治まらず、全身に広がってきた。

十日前に風邪をひいた後、症状が急激に悪化。相談時には顔面、手背を中心に紅斑、丘疹、糜爛《びらん》がみられ、糜爛面に痂皮（カサブタ）を付着、耳切れもあった。体幹部、上腕、下肢の皮膚が乾燥、不規則な紅斑、鱗屑がみられる。肘と膝の裏には著明な赤色苔癬化局面があり、掻爬痕が多数認められた。写真は手背部の紅斑、苔癬化（ゴワゴワ）、掻爬痕、少し滲出（ジュクジュク）もあった。口が渇き、冷たい物を欲しがる傾向が強い。便秘気味。舌全体が赤く、舌苔が黄色い。アレルギー性鼻炎もある。

中医学的アプローチ

弁証（タイプ）＝湿熱・熱毒（赤みがあって炎症を起こしている）タイプ。
治則（方法）＝清熱利湿（熱を冷まして湿気を追い出す）・解毒。
対処（内服）＝瀉火利湿顆粒、黄連解毒湯、五行草。
外用＝五行草液で湿布、五行草入り保湿クリームでスキンケア。

症状の経過

一ヵ月後、赤みは減った。かゆみは少し残った。

前記処方を続けて服用して三ヵ月後、赤みがほとんど取れたが、乾燥、ゴワゴワはまだあり、肌を潤すために当帰《とうき》飲子《いんし》と温清飲を服用した。

二ヵ月後、発疹はほぼ消失した。現在は保湿剤を続けて外用し、スキンケアを続けている。

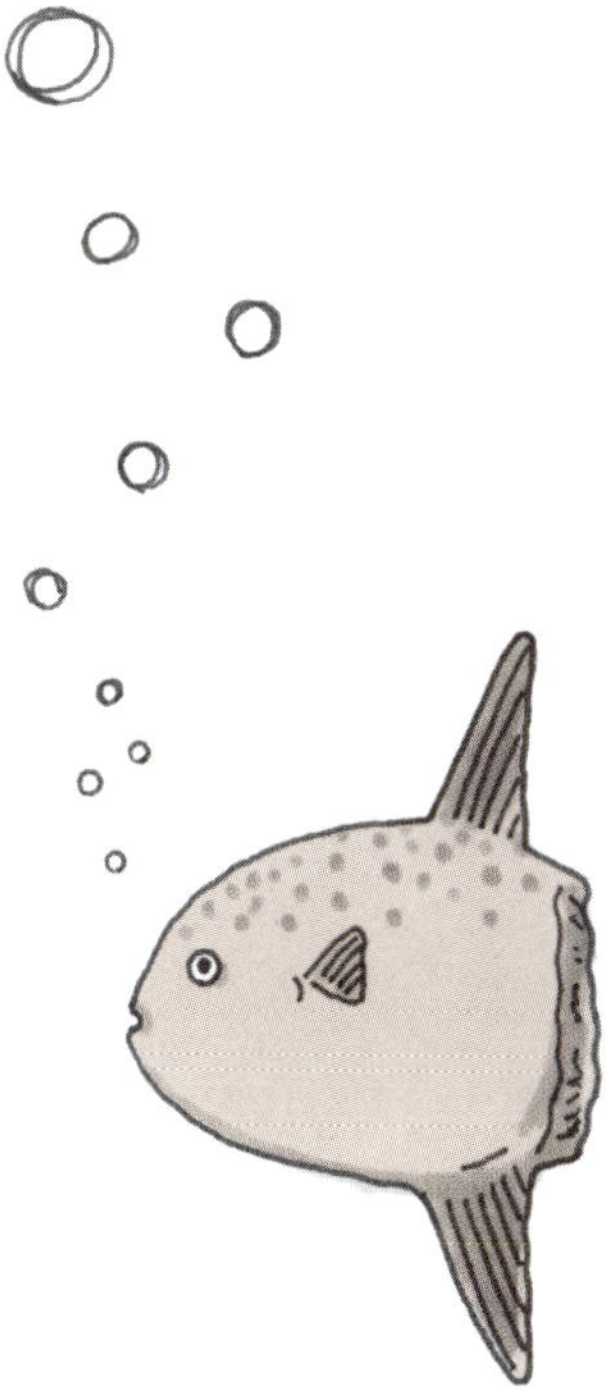

Case 6

風邪によって症状が一気に吹き出る

プロフィール

二十歳の女性

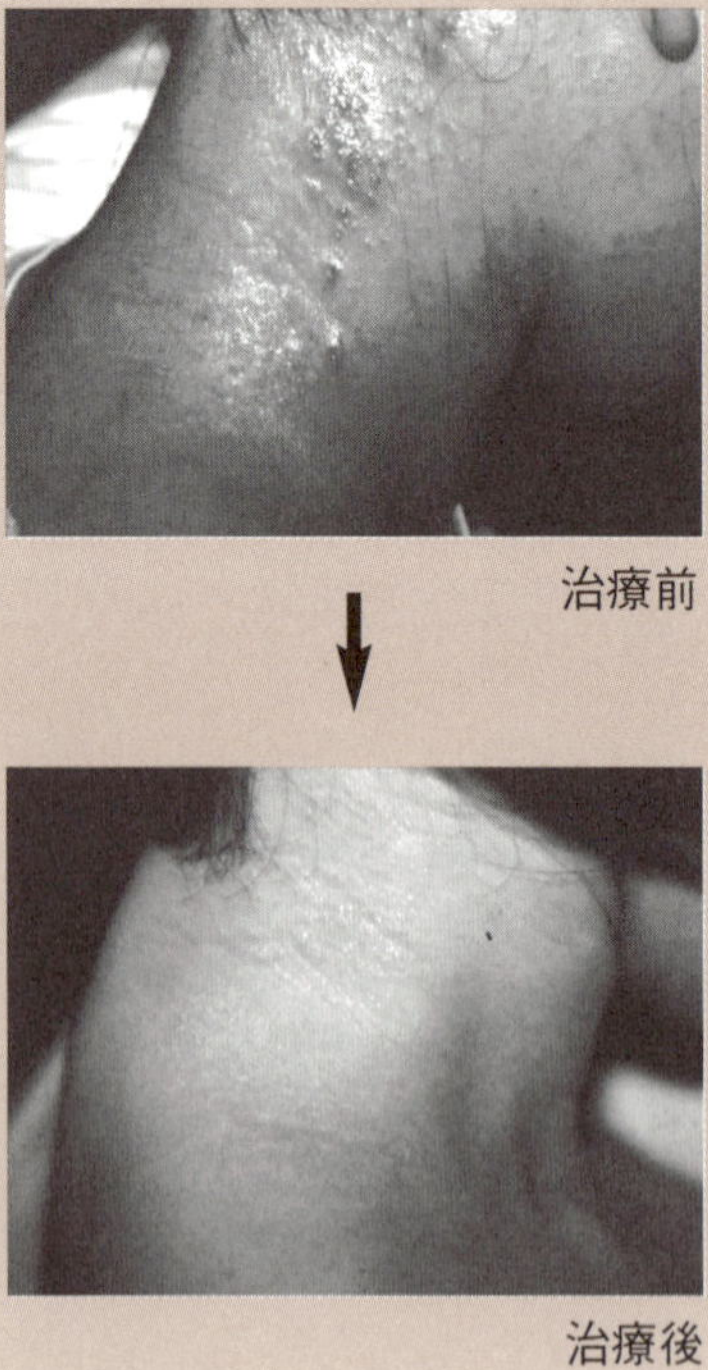

治療前

治療後

アトピー性皮膚炎の状態

生後間もなく、顔と頭に赤い発疹が出た。病院でアトピー性皮膚炎と診断された。ステロイド剤と抗アレルギー剤を内服した。症状は一時落ちついたが、外的刺激（季節の変わり目など）を受けるたびに再発し、軽快と増悪を繰り返していた。

二週間前、風邪をひいた途端、症状が急激に悪化。顔、頚部を中心に潮紅と腫れが表れた。相談に来たときには顔、頸部、上半身に赤く腫れた丘疹（ブツブツ）、水疱が認められ、頸部、耳下部に糜爛面がみられた。口が渇き、便秘気味。舌全体は赤く、舌苔は黄色くべったりしている。

中医学的アプローチ

弁証（タイプ）＝湿熱風熱（赤みがある）、血熱熱毒（炎症を起こしている）タイプ。

治則（方法）＝清熱利湿（熱を冷まして湿気を追い出す）・涼血解毒（毒を出して血をきれいにする）。

対処（内服）＝瀉火利湿顆粒、黄連解毒湯、天津感冒片、五行草。

外用＝五行草液で赤みと滲出（ジュクジュク）部に湿布をする。

症状の経過

二週間で腫れが取れ、赤みもかなり改善された（そのころは風邪も治っていた）。

前記内服を持続してから二ヵ月、紅斑はほとんど消失し、滲出もなくなった。皮膚の乾燥と一部カサカサがあり、内服を当帰飲子＋温清飲に変更。肌は潤いだす。外用は保湿剤のスキンケアに変更した。その後、皮膚症状はさらに安定した。

Case 7

消化機能の低下を克服する

プロフィール

十六歳の男性。

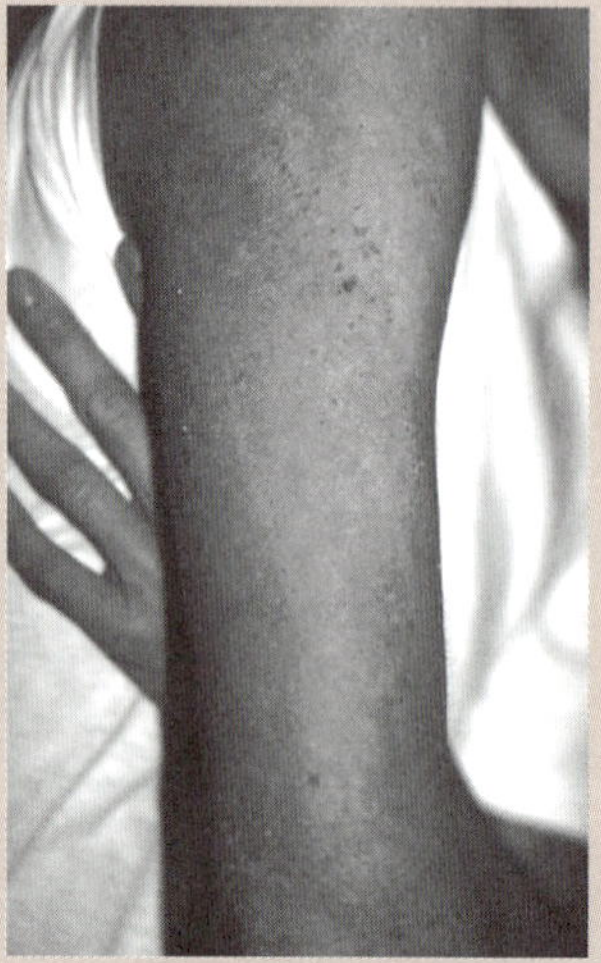

治療前

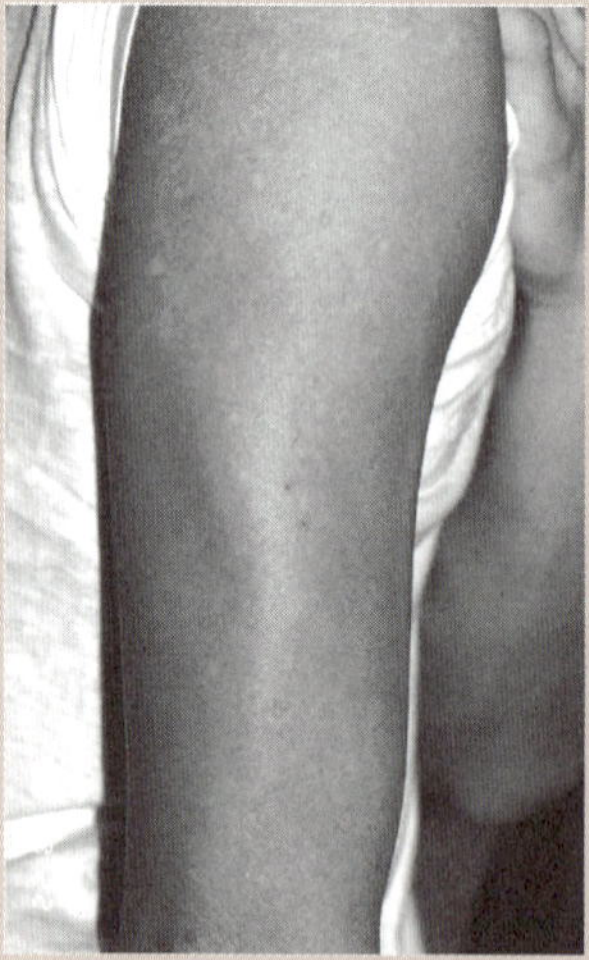

治療後

アトピー性皮膚炎の状態

小学校一年のときに発疹が出た。病院でアトピー性皮膚炎と診断され、治療を受ける。症状が落ちついたが、小学五年のとき再発。その後症状を繰り返し、なかなか安定しなかった。相談時にカラダの広範囲に乾燥、苔癬化（ゴワゴワ）、鱗屑、体幹部に多数の掻爬痕が認められる。顔、首と耳部に紅斑を伴う糜爛、滲出（ジュクジュク）がみられた。また、掻爬部に汁が出た（治療前写真を参照）。痩せタイプ、食欲はあまりない（空腹感がない）、お腹を冷やすと、すぐ下痢になる。舌全体は白っぽく、舌苔が白くべったりしている。アレルギー性鼻炎の症状も持つ。

中医学的アプローチ

弁証（タイプ）＝脾《ひ》虚《きょ》湿《しっ》盛《せい》（消化系が弱い、湿がたまっている）タイプ。

治則（方法）＝健脾利湿（消化系を調整。余分な水分を出す）・解毒。

対処（内服）＝参苓白朮散《じんりょうびゃくじゅつさん》、瀉火利湿顆粒、焦三仙。

外用＝五行草液を滲出部に湿布し、五行草入りクリームで体幹部をスキンケア。

食事の管理として、ナマ物と冷たい物を避けることにした。

症状の経過

前記対処を行なって一ヵ月、赤みが取れ、滲出がなくなった。しかし、相変わらず食欲はなく、下痢気味だった。

カラダの乾燥、苔癬化は変化がみられなかった。

さらに継続して一ヵ月後、乾燥と苔癬化が緩和した。食欲も徐々に回復してくる。

内服を参苓白朮散、当帰飲子、温清飲に変更。肌に潤いが表れる。その後、皮膚の質はさらに改善された。現在は保湿剤でのスキンケアを持続している。

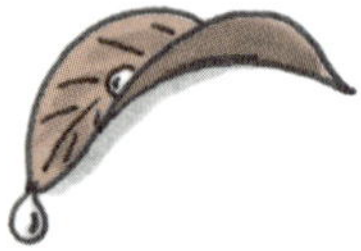

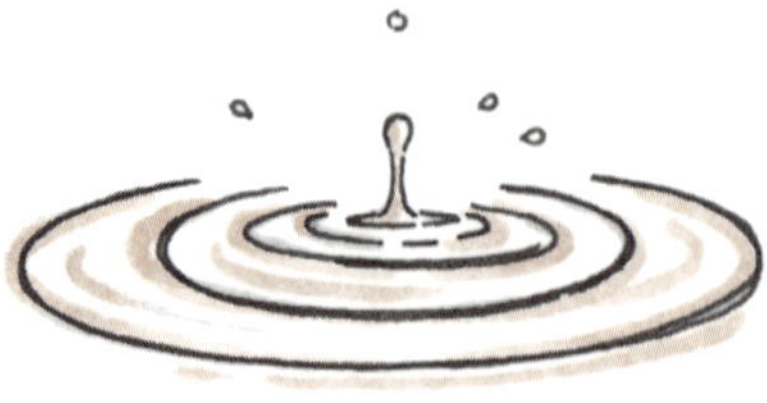

Case 8

紫外線による悪化に対抗する

プロフィール

十九歳の男性。

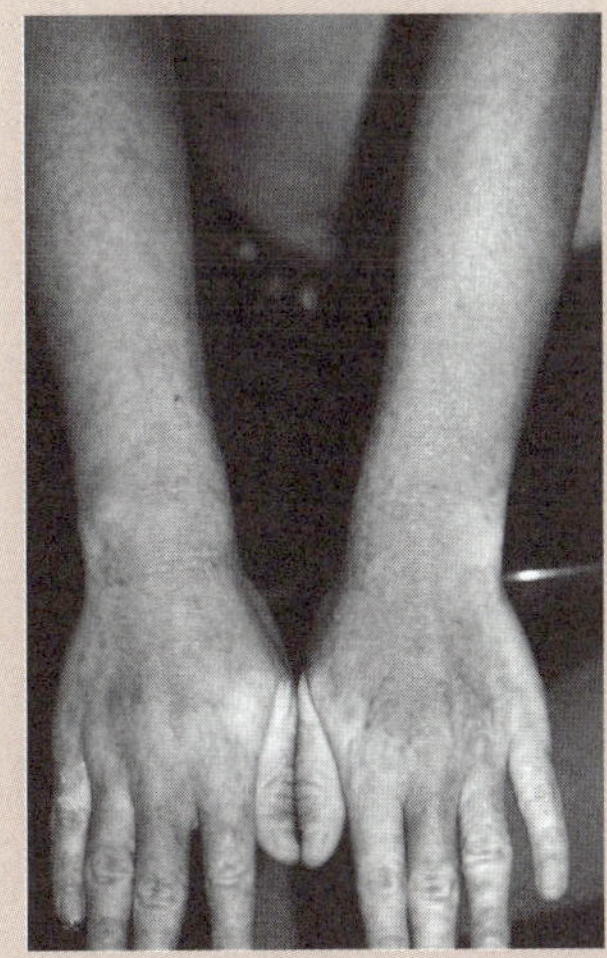

治療前

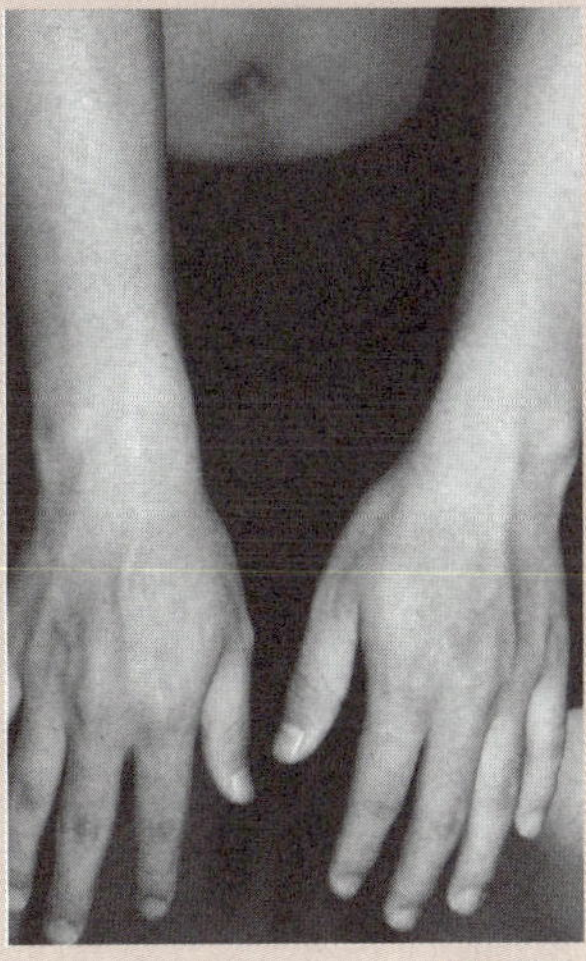

治療後

アトピー性皮膚炎の状態

生後二、三ヵ月で発疹が出て、アトピー性皮膚炎と診断された。頚部、顎にブツブツと赤みがみられ、時には滲出（ジュクジュク）症状となって、ステロイド剤を断続的に五年間使用した。そして半年前から使用を完全に中止したが、急に顔、頚部、前腕部など広範囲に紅斑が出た。症状がコントロールできなくなって相談に来た。

相談時に顔、頚部、前腕部に急性の赤みがみられた。顔には滲出もあり、淡黄色の痂皮（カサブタ）が多く認められた。また、手背部に苔癬化（ゴワゴワ）、丘疹（ブツブツ）がみられた。全体的にみると、発疹部は露出部位に集中していて、紫外線に対して悪化した疑いがあった。アレルギー性鼻炎があり、兄弟三人ともアトピー性皮膚炎という家庭だった。

中医学的アプローチ

弁証（タイプ）＝湿熱・血熱（熱が溜まっていて、赤みが強い）タイプ。
治則（方法）＝清熱利湿（熱を冷まして湿気を追い出す）・涼血（血熱を冷ます）。
対処（内服）＝天津感冒片、瀉火利湿顆粒、三物黄芩湯、五行草。
外用＝五行草液で滲出部に湿布。乾燥部は五行草入り保湿クリームでスキンケア。

症状の経過

一ヵ月後、赤みと滲出が取れた。手背部には苔癬化があり、やや紅斑がみえた。
ここで天津感冒片＋涼血清営顆粒に変更した。
二ヵ月後、発疹は消失。症状はコントロールされた。

Case 9

成人性アトピー性皮膚炎の典型治療例

プロフィール

二十三歳男性。中肉中背。

アトピー性皮膚炎の状態

発症のきっかけは二十歳のときだった。痛み止めを服用したとき、全身に湿疹が出た。やがて治ったが、その後も同じような湿疹を繰り返した。病院でアトピー性皮膚炎と診断される。顔、肩、背中、両脇、四肢の裏側、胸腹部に紅斑がある。掻痒《そうよう》がひどい。相談時には症状が悪化しており、腫れ、滲出液、痂皮（カサブタ）をみる。のどが渇く。よく眠れない。舌全体が赤く、舌苔が黄色い。父親がアレルギー性鼻炎。

中医学的アプローチ

弁証（タイプ）＝湿熱・熱毒（赤みがあって炎症を起こしている）タイプ。

治則（方法）＝清熱利湿（熱を冷まして湿気を追い出す）・解毒。

対処（内服）＝瀉火利湿顆粒、黄連解毒湯、五行草。

外用＝五行草入りクリームでスキンケア。

症状の経過

一ヵ月後、腫れと滲出液はなくなり、紅斑、掻痒が良くなった。同じ薬を続けて服用。

さらに一ヵ月後、症状は大幅に改善され、カサカサ乾燥、鱗屑に変化した。夜も熟睡ができるようになった。

・対処の調整＝五行草、当帰飲子《とうきいんし》、瀉火利湿顆粒、牡丹皮エキスを服用。五行草入りクリーム外用は続ける。

二ヵ月後、紅斑、かゆみがほとんど消えた。カサカサ乾燥は依然続く。

現在、皮膚に潤いを与えるため、当帰飲子、五行草を服用。沙棘クリームを外用している。

Case 10

ストレスにより症状が悪化する

プロフィール

二十三歳、男性会社員。中肉中背。がっちりしている。

アトピー性皮膚炎の状態

三歳でアトピー性皮膚炎と診断される。紅斑、腫れ、掻痒、滲出（ジュクジュク）を繰り返す。毎年湿気が多い季節に悪化した。

年に一回、喘息を発症する。アレルギー結膜炎もみられる。

普段から身体がだるく、軟便の時が多い。舌全体がピンク色で、舌苔は白く厚くなり歯痕がみられる。

ストレスが原因で症状がひどくなり、頭、四肢の内側、首、肩、背中に紅斑、腫れ、掻痒、滲出液が出ていた。

中医学的アプローチ

弁証（タイプ）＝肝鬱気《かんうつき》滞《たい》・湿熱（熱がこもり、ストレスが強い）タイプ。

治則（方法）＝疏《そ》肝解鬱《かんかいうつ》（気の滞りを正常にする）・清熱利湿（熱を冷まして湿気を追い出す）。

対処（内服）＝瀉火利湿顆粒、加味逍遥散、五行草。

外用＝スキンケアには五行草入り入浴剤で毎日入浴。昼間は五行草液をスプレーし、滲出のある局部に五行草入りクリームを塗る。

症状の経過

二週間後、滲出液が少なくなった。紅斑、乾燥、掻痒は依然ある。

服用を涼解楽、温清飲に変更。

さらに二週間が経過し、紅斑、掻痒は良くなってきた。前期内服を継続した。

四ヵ月後、紅斑、掻痒は全て消失した。

五行草エキスを再発予防に服用。五行草入りクリームを毎日一、二回外用。

相変わらずストレスはあったが、再発はなかった。なお、この治療を施してからは、喘息は一度も発症しなかった。

column5

一人のピエロは一ダースの医師に勝る

――心《こころ》と皮膚の対話①

中医学の対処では、中医師が患者さんの趣味を尋ねることがしばしばあります。これはなにも患者をリラックスさせようとする世間話ではありません。その時点で、趣味にどれだけ熱中しているかを確認するための質問です。

なにか没頭できる楽しい趣味があると、アトピー性皮膚炎の症状が和らいでくるのです。これも心と皮膚の対話です。

仕事自体が楽しくて仕方がないというのであれば、それに越したことはありませんが、仕事はストレスを生む最大の原因です。仕事や対人関係などで生じたストレスを忘れさせてくれるような趣味があれば、それに没頭する時間を作るように勧めるわけです。

ヨーロッパには、「一人のピエロは一ダースの医師に勝る」という諺《ことわざ》があります。

日本流に言えば、「笑う門には福来る」といったところでしょうか。漫才や落語で大笑いするのもいいですし、思わず笑顔になるような楽しい趣味に時間を使うことも大いに結構です。そうすれば自ずと内臓の調節がうまくいくようになって、肌の状態が良くなってきます。ハードワークを持つ人たちが、多忙にも関わらずに必ずスポーツや音楽鑑賞といった趣味を持っているのはそのためです。

アトピー性皮膚炎の患者さんは、とかく引っ込み思案になりがちです。アトピー症状を人にみられるのがイヤなので、人との交渉を避けてしまう傾向にあるのです。

しかし勇気を持って、趣味の会などに参加してみてください。あるいは人と交わらないような読書や模型作り、楽器演奏などでもかまわないでしょう。大事なのは、アトピー性皮膚炎のことをすっかり忘れてしまうような、心から楽しくなる趣味を持つことです。

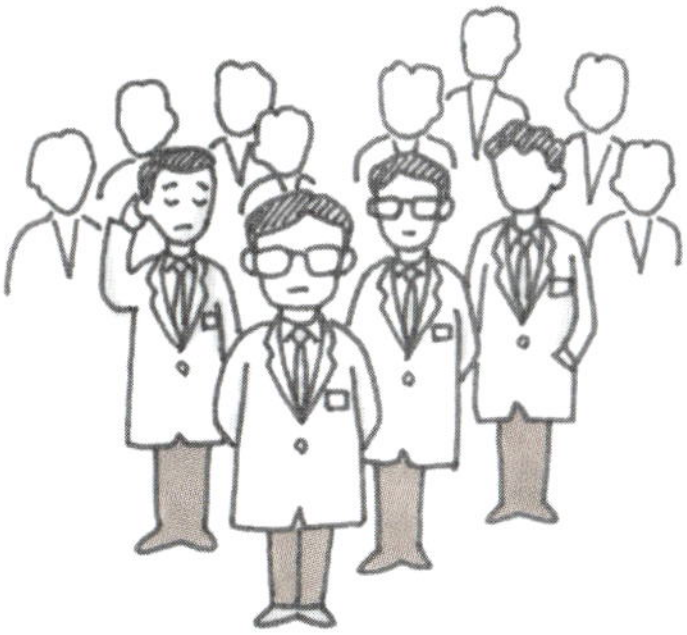

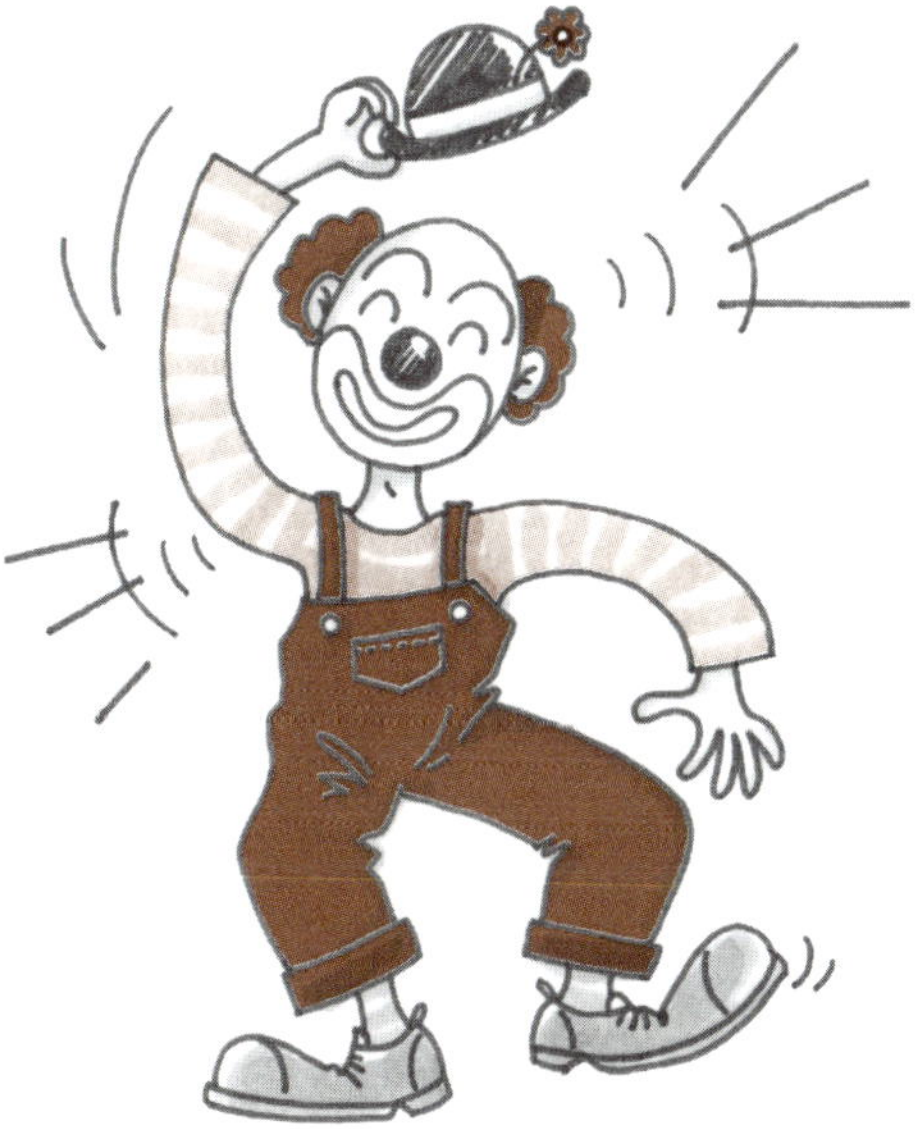

Case 11

ステロイド外用剤を徐々に減らしていく

プロフィール

十五歳、女性。小柄で普通体形。

アトピー性皮膚炎の状態

四歳からアトピー性皮膚炎と診断された。状態は年中ひどいが、特に夏に増悪する。ステロイド軟膏は（顔用と身体用に分かれている）十年外用してきた。現在も、毎日夜一回塗っている。ステロイド剤の副作用を心配し、薬局に相談に来た。

食欲は普通で、よく眠れる。大便は毎日一回、軟便、下痢しやすい。舌全体は赤く、舌苔は白い。

中医学的アプローチ

弁証（タイプ）＝脾虚湿盛《ひきょしっせい》（水分の代謝が悪い）タイプ。
治則（方法）＝健脾利湿（消化系を調整。余分な水分を出す）・清熱（熱を冷ます）。
対処（内服）＝天津感冒片、三物黄芩湯、啓脾湯《けいひとう》。
外用＝五行草液のスプレーと五行草入りクリームでスキンケア。

症状の経過

病院からのステロイド軟膏を薄めて使用したが、一週間後、症状がひどくなった。皮膚は腫れ、滲出（ジュクジュク）液が出る。ステロイド剤のリバウンドの症状が表れたようだ。天津感冒片、三物黄芩湯、啓脾湯を服用する。

二週間後、症状は良くなった。

・対処の調整＝患者はステロイド軟膏減量に再チャレンジした。「ステロイド軟膏七：五行草入りクリーム三」の割合に薄めた。

紅斑、乾燥、掻痒は前より改善された。

漢方を続けて服用。二ヵ月後、患者は「ステロイド軟膏六：五行草入りクリーム四」の割合にさらに薄めた。

紅斑と掻痒はほぼなくなった。やや乾燥。いつもの夏より快適であり、調子が良いという。

さらに一ヵ月弱して、「ステロイド軟膏五：五行草入りクリーム五」の割合にさらに薄めた。その後、このように漢方を服用しながら、ステロイド軟膏を減量し続けた。一年後、皮膚の状態はとても安定し、夏や、季節の変わり目にひどくならなかった。そして、ステロイド軟膏をほとんど使用しなくなった。

その間、海水浴や温泉に入ったときと、風邪をひいたときに症状が悪化した。そのときには瀉火利湿顆粒、五行草、香砂六君子《こうしゃりっくんし》湯《とう》を追加した。

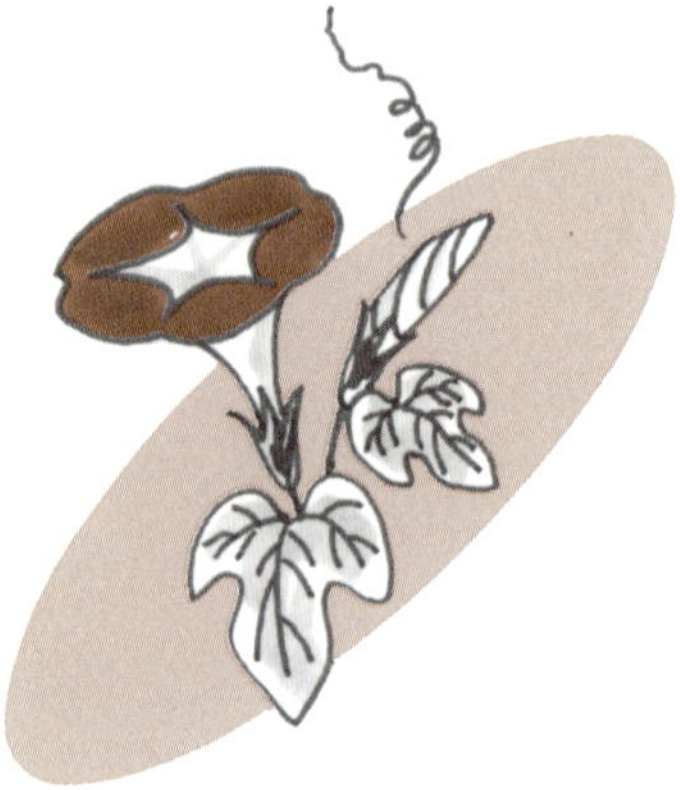

Case 12 生理不順を改善し、妊娠に至る

プロフィール

二十七歳女性。痩せ気味。

アトピー性皮膚炎の状態

三歳のときにアトピー性皮膚炎と診断された。四肢の内側に症状が出始め、高校のときから顔、首、手までひどくなってきた。そしてステロイド剤を使用。その後もステロイド軟膏をよく外用している。

顔は週に一度、エステに通っていたせいかアトピー性皮膚炎の症状は落ちついていたが、エステ店の閉店に伴って顔、首、手はやや腫れ、紅斑、滲出液が表れた。

四肢の内側に紅斑、掻痒、カサカサ乾燥。四肢の内側、首は苔癬化（ゴワゴワ）がひどい。アトピー性皮膚炎の悪化をとても心配している。

普段は冷え性で下痢をしやすい。食欲不振、むくみやすい。月経初潮は十四歳のとき。期間

五～七日、周期は乱れていて、いつも遅れる。二ヵ月以上に一回のときもよくある。月経量が少ない。生理時には決まって皮膚が悪化する。めまい、立ち眩みがある。舌全体は白っぽく、歯痕（舌辺に歯の痕が波状に残っている）がみられる。

中医学的アプローチ

弁証（タイプ）＝脾虚湿盛（水分の代謝が悪い）タイプ。

治則（方法）＝健脾利湿（消化系を調整。余分な水分を出す）・清熱（熱を冷ます）。

対処（内服）＝瀉火利湿顆粒、啓脾湯、五行草、当帰飲子。

外用＝五行草入りクリームを外用。五行草入りの入浴剤で入浴。昼間、五行草液で局部を湿布する。

症状の経過

十二週間後、顔、首の腫れ、紅斑はなくなった。前記対処を継続する。

さらに一ヵ月後。顔、首にやや腫れ、滲出液が少し出る。

ここで三物黄芩湯を追加。

二週間後、症状はすべて消失した。乾燥、苔癬化がみられる。瀉火利湿顆粒、啓脾湯、五行草、温清飲を服用。

このように、皮膚が悪化すると三物黄芩湯を追加したり、瀉火利湿顆粒の量を増やしたりして、対処を持続して約半年後、皮膚はやや苔癬化、色素沈着した。掻痒はときどき出る。体質改善と生理を調整するために温清飲、焦三仙、五行草を服用。

そして四年間、ずっと内服と五行草入りクリームを外用し続け、五行草入りの入浴剤で入浴。昼間、五行草液を局部に湿布し続けた。

スキンケアを含む〝養生〟をきちんと続けたので皮膚は安定。生理不順も改善され、最近、「妊娠できた」の報告があった。

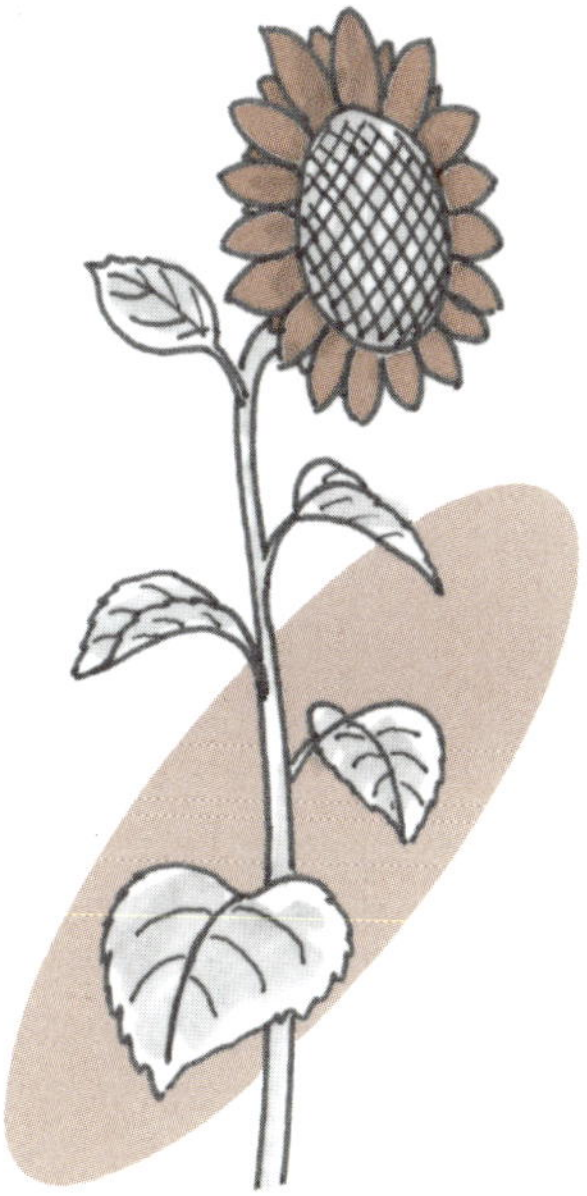

Case 13

弁証論治《べんしょうろんち》で不妊を治療する

プロフィール

二十九歳女性。会社員。

アトピー性皮膚炎の状態

高校のときにアトピー性皮膚炎と診断され、体幹、乳首、四肢彎曲部、頚部、前腕部に苔癬化症状がみられ、紅斑、赤い小さな丘疹が散在する。掻破痕もみられる。

月経初潮十三歳、周期不定、期間四〜六日、中等量、黒っぽい、生理痛、腰痛あり、温めると楽になる。生理前から胸、脇の脹痛、イライラを感じ、怒りっぽくなる。

結婚して一年半、なかなか妊娠できなかった。疲れやすく、食欲が低下した。足の冷えがあり、下痢しやすい。現在は大便一日一回か便秘気味になっている。

舌全体がピンク色で舌苔は黄色くやや油っぽい。アレルギー性鼻炎があり、両親ともアレルギー体質を持っている。

中医学的アプローチ

弁証（タイプ）＝脾《ひ》胃《い》虚弱《きょじゃく》（消化系が弱い）・湿熱（熱がこもっている）タイプ。

治則（方法）＝清熱利湿（熱を冷まして湿気を追い出す）・健脾（消化機能を調整）。

対処（内服）＝瀉火利湿顆粒、板藍根、五行草、焦三仙。

外用＝五行草液で乳首の湿布。五行草入りクリームを外用。

症状の経過

一ヵ月後、全身の丘疹、紅斑が消え、かゆみはなくなった。しかし、皮膚の苔癬化、カサカサと乾燥をみる。舌全体がピンク色で舌苔はやや黄色く油っぽい。

対処を続けて半年後、皮膚がツルツルとなり、症状はかなり安定する。舌全体がピンク色で、舌苔は薄く白っぽい、食欲あり、軟便一日一回。しかし、生理不順、生理が遅れる、生理期に腰痛、腹痛、経前イライラ、胸脇脹痛、足冷えが依然としてある。

そこで対処を変更する。

弁証（タイプ）＝肝腎不足、肝鬱気《かんうつき》滞《たい》タイプ。
治則（方法）＝疏肝調整（気の巡りの調整）・補腎陽血（代謝を高める）。
対処（内服）＝星火逍遥丸《せいかしょうようがん》、婦宝当帰、海馬補腎丸、当帰飲子。
外用＝五行草入りクリームを外用する。

その七ヵ月後、妊娠を確認できた。漢方薬を服用中には、生理周期は七十三日、六十八日、三十一日、三十七日といった経過だった。皮膚の掻痒、紅斑が出たときに五行草液の外用を、生理痛に田七人参、冠元顆粒の内服を追加した。

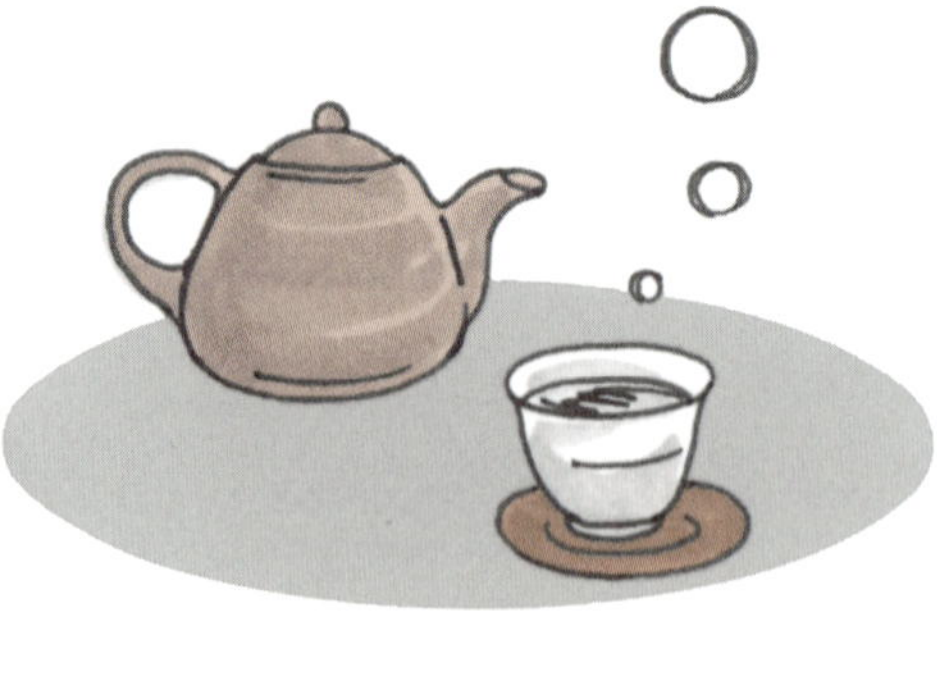

Case 14

月経時と夏に悪化する

プロフィール

二十一歳女性。中肉中背。

アトピー性皮膚炎の状態

五年前から太陽に当たると顔に紅斑が出るようになった。その一年後から全身に湿疹が出た。病院でアトピー性皮膚炎と診断された。

その後発症頻度が増え、入院して、点滴などの治療を受けたことがある。いろいろな民間療法を受けたが、一向に良くならない。いつも月経のときに症状が悪化する。毎年夏にひどくなる。便秘。疲れやすい。咽喉が渇く。舌全体が赤く、舌苔は黄色くべったりしている。

顔、四肢、背中に紅斑、鱗屑《りんせつ》がある。皮膚が厚くて苔癬化がみられる。掻痒で不眠気味。病院からのステロイド軟膏と親水《しんすい》ワセリンを外用中。アレルギー結膜炎を持つ。

中医学的アプローチ

弁証（タイプ）＝湿熱・血熱（熱が溜まっていて、赤みが強い）タイプ。

治則（方法）＝清熱利湿（熱を冷まして湿気を追い出す）・涼血（血熱を冷ます）。

対処（内服）＝瀉火利湿顆粒、三物黄芩湯、板藍根。

外用＝五行草入りクリーム、中黄膏《ちゅうおうこう》を外用。五行草入り入浴剤で入浴。

症状の経過

二週間後、掻痒、紅斑は改善された。前期内服は継続した。

さらに二週間後、掻痒はほとんどなくなった。紅斑は両腕の内側の辺縁部に薄いピンク色の症状がみられた。局部に抗真菌軟膏を追加した。

海水浴に行ったために紅斑が出た。そこで内服薬を調整した。

瀉火利湿顆粒、黄連解毒湯、五行草、啓脾湯を服用。

その二週間後、症状が一度良くなったが、生理期で、再び悪化してきた。同じ服用を続ける。

二週間後、紅斑、掻痒が消滅した。

啓脾湯、瀉火利湿顆粒、当帰飲子、五行草を勧める。

さらに二週間経ち、生理期にも皮膚が悪化しなくなった。皮膚の状態も良くなった。同様の対処を続けた一ヵ月後、生理期に皮膚が安定するようになった。苔癬化はだんだん良くなり、カサカサ、鱗屑はみえなくなった。食欲が出てきて便秘は改善された。

・対処の調整＝啓脾湯、瀉火利湿顆粒を止めて、当帰飲子、五行草、板藍根を服用。スキンケアの五行草入りクリーム＋中黄膏を全身に塗る。腕だけに抗真菌軟膏を塗る。しばらく、体質改善するために服用し続ける。

一年後の夏、肘窩部に紅斑が出た。かゆみもやや強い。

・対処の調整＝温清飲、三物黄芩湯、板藍根を勧める。五行草入りクリームを外用。滲出液が出るときには瀉火利湿顆粒を追加する。そして一ヵ月後、すべて回復した。その後は体質改善の薬を服用する。

冬にはやや乾燥するので、温清飲、沙棘油を内服。沙棘クリームを外用する。

治療から二年目の夏。皮膚はやや紅斑が出る程度になった。

三年目の夏は紅斑が発症しなかった。苔癬化の皮膚はツルツルになってきた。色素沈着はうすくなった。正常に近い皮膚になったと喜んでいる。

column6

アトピー性皮膚炎と生理不順

アトピー性皮膚炎に悩む女性の患者さんの相談を受けていると、生理不順で悩んでいる方がとても多いことに気づきます。

生理に関係する臓器は「脾《ひ》」と「腎《じん》」なので、その二つの機能が乱れる傾向にあるアトピー性皮膚炎の患者さんが、生理不順に陥るのは理屈としては無理のない現象です。まだはっきりとした因果関係は判明していないのですが、生理の量が少ない、血の色が黒っぽい、激しい生理痛を伴うといった共通の症状がみられました。

女性にとってはまさに「泣きっ面に蜂」で、辛いことこのうえありません。しかも生理不順は不妊のリスクもはらんでいるのです。

そこで、中医学の対処法でなんとか苦しみを和らげられないかと考えたわけです。

二十五歳の看護師さんの例です。彼女は生後まもなくアトピー性皮膚炎と診断され、ステロイド剤を二十五年間使用してきました。漢方薬局に訪れる二ヵ月前にステロイド剤をやめたところ、とたんにリバウンド症状が表れたのです。

まず急性段階における中医学の対処法をアドバイスしました。

ところが、一方で生理が止まっていることが判明したのです。「ホルモン注射をしないと生理が来な

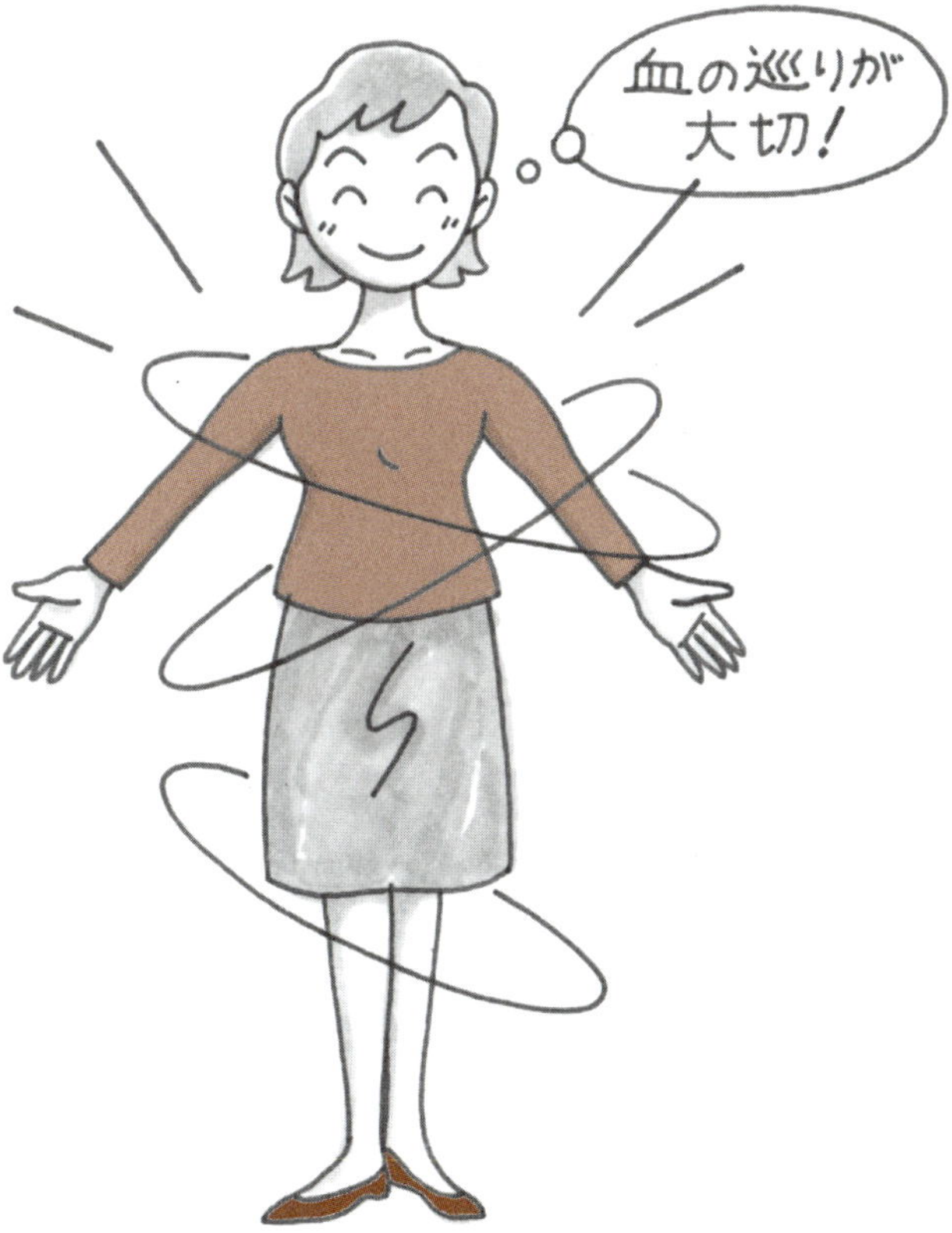

い」という状態だったのです。

それまで通っていた病院では、アトピー性皮膚炎の治療だけで、生理のことは考えてくれなかったそうです。

チェックの結果、明らかに脾腎の機能が低下していて、湿熱タイプということが分かりました。瀉火利湿顆粒、五行草、板藍根、三物黄芩湯を飲んでもらい、皮膚の状態が落ちついてから生理の調整を始めました。婦宝当帰膠を追加し、さらに一ヵ月経って、海馬補腎丸、冠元顆粒、瀉火補腎丸、瀉火利湿顆粒、婦宝当帰膠、三物黄芩湯を勧めました。その一ヵ月後に生理が回復しました。

彼女は、「生まれた直後から付き合っているアトピー性皮膚炎と、十一歳から始まった生理が関連しているなんて、夢にも考えていなかった」と驚いていました。

中国には「婦人は血をもって本《もと》となす」という言葉があります。特に血の巡りと滋養作用が大事だ、というニュアンスです。ですから、血虚、腎不足があれば生理に悪い影響を及ぼします。女性のアトピー性皮膚炎の患者さんの場合には、特に血虚と腎虚があるかどうかの配慮が必要になります。

また、それまでの治療の影響も無視できません。ステロイド剤を長期間使用していた場合、腎虚の可能性は高いわけです。女性の患者さんの生理の変化には、細心の注意を払う必要があります。

治療の方向性としては、まず患者さんのタイプをみて急性湿疹の症状を抑え、次の段階で素早く健脾補腎、そして養血の方薬を加えることが大事です。

3

「個」の治療

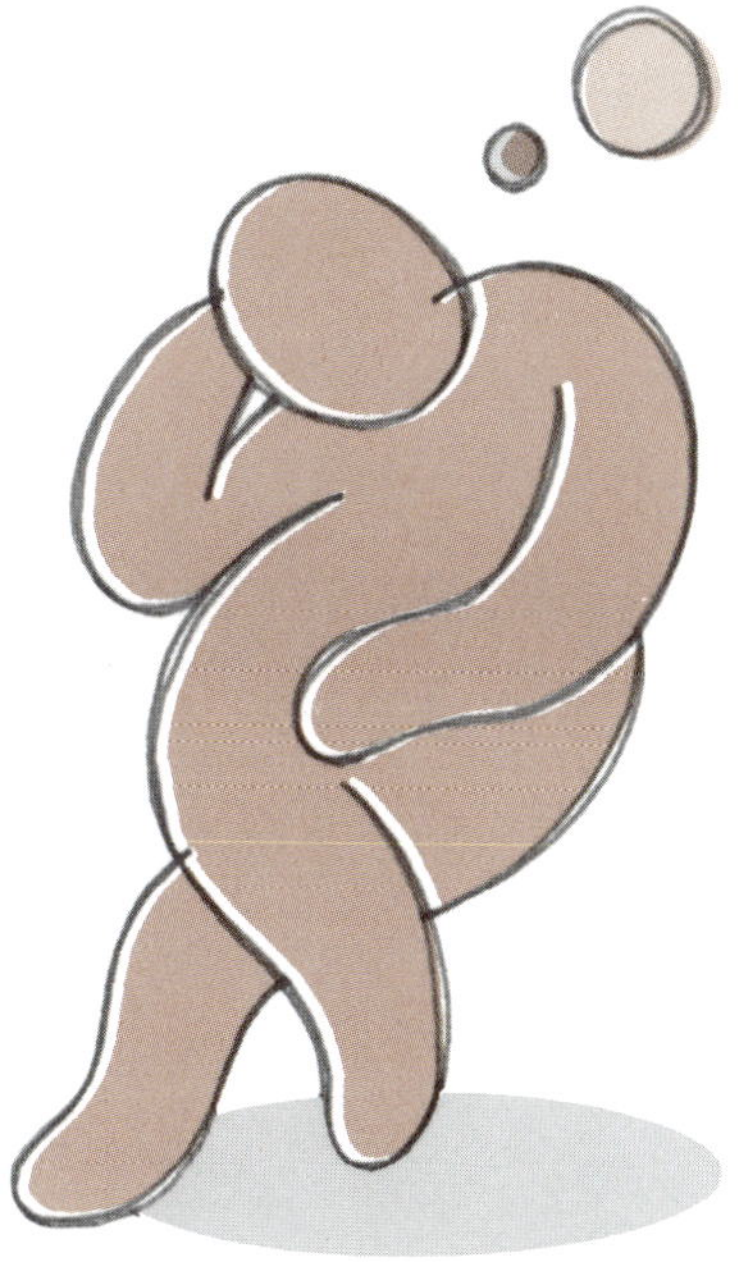

患者の体質・症状に合わせて

アトピー性皮膚炎は単に皮膚に生じた病で、治療も皮膚に対して……と思う方も多いかもしれませんが、中医学では独自の考え方を持っています。

中医学では、体のどの部分に発生する病も、全身機能とバランスの失調によるものだと認識しています。

人それぞれの生活環境、病気を誘発する原因は異なっています。そして疾病が発生してからも情況は絶えず変化しているので、同じ病気、同じ患者であっても、同じ対処方法で治療してはいけない、ということになります。

次の例で説明してみましょう。

十一歳の男の子。アトピー性皮膚炎を罹患《りかん》して八年間が経過していました。発症時に、顔、頚部、肘の裏に赤み、ブツブツとジュクジュクが認められました。症状の再発は繰り返され、だんだん全身へ広がっていきました。

その結果、症状は赤みがあり、カサカサが著明になりました。頚部、肘、膝の裏の皮膚が厚くなり、ゴワゴワして激しいかゆみを伴ったものになりました。その後、症状はさらに進み、カサカサ以外に、皮むけ、皮膚は黒く変化しました。体は痩せ、食欲もなく、冷たい物を食べると下痢しやすい……。

このような場合、一般的に病院における治療は、発症時から最後までステロイド剤と抗アレルギー剤、抗ヒスタミン剤といった組み合わせとなり、それが変化することはないでしょう。

しかし中医学の場合には、症状から判断して、次の三つの段階に分けて対処することになります。


初期の赤くジュクジュクしている段階。

次のカサカサの症状がみられる段階。

最後のカサカサに加え、痩せ、食欲なし、下痢しやすいなど全身症状も伴う段階。


この三つの段階中、初期段階にはジュクジュクがメインなので、〝湿〟と〝熱〟が溜まっていると考え、対処は湿と熱を取る方法です。

次の段階では症状はカサカサとゴワゴワになって、中医学では肌の潤いが足りない段階になり、病気の性質はすでに変化したので、それに応じて潤いを増す方法で対処していきます。

最後の段階では全身症状もあるので、皮膚症状に対処する以外に、消化器系の改善も考慮しなければならないと判断します。

それは病程の変化に応じ、なお、患者の体質に合わせて治療の方法を絶えず変化させ、調節しながら対処していく本当の「個」の治療で、いわゆるオーダーメイド治療なのです。

Q1 肌（皮膚）と内臓の関係について教えてください。

A1 皮膚は内臓を映し出す鏡です。

肌はカラダの一部にすぎません。中医学では、人体は「五臓」を中心に、血脈や経絡《けいらく》を通じて、一つの完全体になるという見方をします。人のカラダに表れる症状は、経絡を経由して内臓機能に影響を与え、反対に、内臓機能の失調はトラブルとしてカラダに表れるのです。

ですから、中医学では、臓腑の栄養状態と機能は、老化の進行や肌の状態に、最も重要な影響をもたらすと考えます。臓腑の機能が正常で、栄養が充実していれば、健康が維持され、老化の進行もゆるやかになります。

たとえば、「心《しん》」系統の「血《けつ》」が不足すると、顔色が青白くなり、艶がなくなります。これは、内臓の不調が顔色などに表れた状態です。そんなときは、中国では、朝鮮人参や当帰《とうき》、竜眼肉《りゅうがんにく》、麦門冬《ばくもんどう》、大棗《たいそう》などの生薬を服用して、心系統を強化します。

「肺」系統が衰弱した場合は、皮膚に潤いがなくなり、乾燥状態になります。中医学では、皮膚の抵抗力や皮膚に栄養を与える気力などは、肺系統と関わりがあるとされています。ですから、肺系統が弱くなると、カラダに元気がなくなるのはもちろん、肌本来の潤う力も弱くなると考えます。

肺系統を強くする生薬としては、黄耆《おうぎ》や黄精《おうせい》、玉竹《ぎょくちく》、五味子《ごみし》などがお勧めです。漢方薬には

『補中益気湯《ほちゅうえっきとう》』や『八仙丸《はっせんがん》』などがあります。

「脾胃《ひい》」（胃腸・膵臓・肝臓・胆嚢・小腸など、消化器系の臓器の働きすべてを指す）は、消化吸収機能と密接な関連があると中医学では考えています。消化吸収機能が衰えれば、肌や唇、爪などが青白くなり、カラダも痩せてきます。場合によっては、むくみが生じることも……。

当然、老化のスピードも速まります。美肌になりたければ、この脾胃の機能を必ず高めなければなりません。

「腎」系統は、泌尿器系の機能のほかにも、生殖器や発育をつかさどるなど、老化に関わるもっとも重要な器官です。腎が虚弱になると、老化スピードが速くなり、シワやシミが増えてしまいます。ですから、老化防止や美肌の維持のためには、腎を養うことが重要なのです。『海馬補腎丸《かいまほじんがん》』『至宝三鞭丸《しほうさんべんがん》』『六味地黄丸《ろくみじおうがん》』『金匱腎気丸《きんきじんきがん》』などの漢方薬が効果的です。

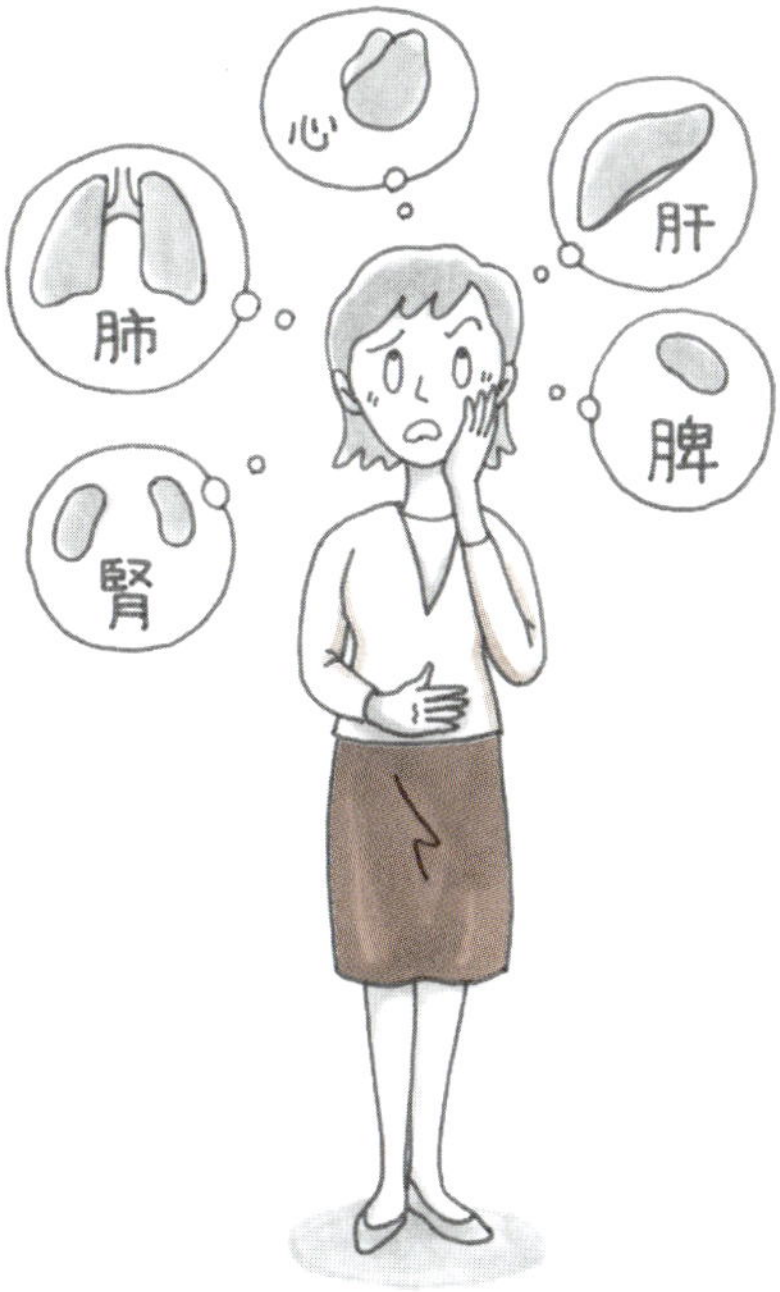

皮膚と内臓は密接な関連があります

「う・つ・な・は・だ・け」

人体のエネルギー（気《き》）や、血液（血《けつ》）、体液（津液《しんえき》）の不足、または失調も、老化を加速させ、肌を損ないます。

血液は皮膚を潤す以外に、全身に栄養を提供しています。一方の津液は、主に潤いを与える作用を果たしています。

どちらも、健康な肌の条件である、「う（潤い）、つ（艶）、な（なめらかさ）、は（張り）、だ（弾力）、け（血色）」をベストな状態にするための、重要な基礎物質です。

また、中医学では、血液と津液を全身に運んでいく、カラダの機能活動や新陳代謝の能力を「気」と呼んでいます。カラダの気が不足すると、肌への栄養や潤いも減っていくわけですから、美肌になるためには、その気を強くすることがポイントになります。もし、「気虚《ききょ》」（気が不足する）の結果として、肌の艶がない、張りや弾力がない、しもやけ、冷え性、むくみ、多汗症などの症状を感じたら、気の働きを高める『補中益気湯』などの漢方薬を利用してみるといいかもしれません。

栄養と潤いをつかさどる血《けつ》のパワー

「血《けつ》」の肌に対する働きは、主に栄養作用、二番目に潤い作用が挙げられます。現に、顔には血管が非常に豊富に存在し、目や髪の毛も血の栄養に頼っています。精神活動でさえも、血によって支えられているほど。ですから、血が充実できれば、肌の血色や潤い、なめらかさも、ベストな状態

五臓とは

肝《かん》
内分泌・自律神経系。血液の循環、神経機能、運動をつかさどる。
関連する病症＝目の病気、筋肉痛、ストレス、自律神経失調症、門脈循環障害（痔）

心《しん》
循環器系。人体生命の中心。血液の循環、新陳代謝をつかさどる。
関連する病症＝イライラ、もだえ、不安、動悸。症状が進むと意識障害にもつながる。心の状態は舌に表れる

脾《ひ》
消化吸収系。血液の循環、造血作用、水分代謝、運動、免疫をつかさどる。
関連する病症＝食欲不振、胃腸障害、貧血、めまい、下痢、出血性疾患、糖尿病、低血圧症候群、肥満、むくみ

肺《はい》
呼吸器系。血液の循環、水分代謝、免疫をつかさどる。
関連する病症＝喘息・肺炎、気管支炎、皮膚病、糖尿病、アレルギー性疾患、顔、上半身のむくみ

腎《じん》
内分泌・生殖系。生殖、造血、水分代謝、免疫をつかさどる。
関連する病症＝神経痛ほか疼痛疾患、難聴・耳鳴り、頭重・めまい・貧血、高血圧、夜尿症・頻尿、不妊症、精力減退、子宮疾患、前立腺肥大、ホルモン失調、不眠症、糖尿病、膿の変化、健忘

を保てるのです。もし血が足りなければ、肌の血色が失われ、顔色や唇が青白く、潤いに欠けるカサカサした肌になり、シワやかすみ目、しびれ、唇の荒れなどとなって表れます。

さらに、血が停滞してしまう「瘀血《おけつ》」も、肌にダメージを与える重要な要素です。「瘀血」になると、シミや目の下のクマ、アザ、しこり、鮫肌などの症状も表れ、肌が潤いを保つことができなくなり、黒ずんでカサカサした状態になります。

血を養う漢方薬としては『四物湯《しもつとう》』『婦宝当帰膠《ふほうとうきこう》』『参茸補血丸《さんじょうほけつがん》』などが有効です。生薬としては当帰、地黄、阿膠などがよく用いられています。食材としては、松の実、ナツメ、ほうれん草、人参、レバー、卵、黒キクラゲなどが最適です。

津液の状態が肌の潤いと張りを決める

「津液」はカラダを養う体液であり、全身に潤いを与え、その状態を保つ働きがあります。さらに、脈のすきまを通って血管に入り、血の成分になることも。この津液が充実すれば、肌は若々しい弾力と、みずみずしい潤いを手に入れられるのです。

けれども、津液が不足すると、とたんに肌の潤いが損なわれてカサカサになり、弾力も失われるため、シワやたるみ、唇の荒れなどが生じます。また、津液の巡りが悪くなった場合には、むくんだり、水太りになります。

美肌にするためには、体内の津液を、たえず養わなければなりません。たとえ乾燥肌の人でも、この津液と血を養うことさえできれば、潤いのあるツルツル肌になることができるのです。

そのためにも、まず、『麦味参顆粒《ばくみさんかりゅう》』（別名を生脈散《しょうみゃくさん》）や『六味地黄丸《ろくみじおうがん》』などの漢方薬で、津液の働きを高めるといいでしょう。食材では、西洋人参、沙棘油《サージュ》、梨、百合根、牛乳、白キクラゲ、葡萄などがお勧めです。

経絡は肌に栄養を運ぶパイプライン

中医学美容と〝西洋エステ〟の決定的違いは、ツボ、経絡マッサージを利用して肌をケアすることにあります。

ご存知のとおり、「ツボと経絡」の考え方は古くから中国医学の根底にあります。ツボはカラダの表面にある刺激に対する敏感点、経絡はその刺激を伝達するものという考え方です。表現を換えれば、ツボが電車の駅で、経絡は線路……このネットワークを通じて皮膚と全身の各器官はつながれているのです。何も問題がなければこのネットワークはスムーズに運行します。ひとたび問題が起こった場合、その箇所を発見して調整すれば健康回復が可能となるのです。理論の確立は古いかもしれませんが、非常に合理的な考え方と言えるでしょう。

おさらいをしておきましょう。経絡の流れがつまったら、栄養を提供する気血《きけつ》の巡りが悪くなり、栄養障害を引き起こしてしまいます。カサカサして肌艶がなくなり、皮がむけたり、アザなどもできやすくなります。ですから、経絡の流れをスムーズにしておくことが大切なのです。

経絡の運行を良くする食材には、沙棘、ベニバラ、シソ、タマネギ、ニラ、にんにく、生姜などがあります。

肌にダメージを与えるさまざまな要因について

心《こころ》と肌には密接な相関関係があります。中医学では人の感情を、喜び、怒り、憂い、思い、悲しみ、恐怖、驚き、という「七情《しちじょう》」（七つの感情）に分類しています。どれも人間のごく正常な精神活動です。しかし、度を越して突出すると精神のバランスを崩し、肌にダメージを与える要因となります。

中医学では、人間の精神活動は内臓と密接な関係があると考えています。

たとえば、脳を使いすぎると、消化機能がダウンし、「血虚」になります。これは、「心《しん》」、「脾胃《ひい》」を損傷した状態で、顔にシワが出やすくなったり、肌の艶がなくなる傾向にあります。

恐ろしいことや、驚くことがたびかさなると、今度は「腎」の機能が低下して、白髪や抜け毛がみられ、肌もくすんだり、たるみが生じてきます。

悲しいことをたびたび経験した人は、「肺」を損傷して元気がなくなり、肌がカサカサして、顔色も青白くなります。

よく怒る人は、暗くて青っぽい顔色になり、爪には艶がなく、肌の弾力も弱く、シワになりやすくなります。これは、「肝」を損傷した状態です。

つまり、中医学では、精神活動の過度または異常があると、それがストレスとなって内臓の機能に損傷を与え、新陳代謝を邪魔するため、老化のスピードを速めたり、トラブル肌になると考えます。ニキビや脂漏性皮膚炎、肝斑《かんぱん》（ほおの高い所にできるシミ）などができるのもそのためです。

生活面からみる肌のトラブル要因

さらに、生活面でもストレスとなるものはたくさん存在します。その一つが、多食や偏食、冷たい物やナマ物の食べすぎなどのような、食生活の乱れです。

過食の場合は、「脾胃」に負担をかけて、吸収と排泄に異常をきたすため、必要な栄養分をうまく作れなくなるばかりか、逆に不要な水分を作り出してしまいます。この状態を中医学では「痰湿《たんしつ》」と呼びます。

小食の場合は、「気血」を作るのに必要な栄養分が足りないため、カラダは痩せて、顔色は青白く、皮膚もカサカサになって艶を失います。

また、日本の若者に多い、冷たい物のとりすぎは、脾胃に負担をかけて、カラダを冷やすことになるため、冷え性や肌のカサカサ感となって表れます。反対に辛い物などの刺激物をとると、カラダの中に熱症状を引き起こして、ニキビや吹き出物などの原因になります。なにごとも、極端に走るのはいけません。食べ物もバランス良く、適量をとることこそが大切なのです。

過労や運動不足なども、美肌のためにはマイナス要素です。過労には、体力的なものと、精神的なものと二タイプがありますが、どちらも気血に影響を与えて、血の巡りを悪くするため、肌に送る栄養素が減り、肌の質を悪化させます。運動不足の場合も、血液循環が悪くなるため、同じような悪影響が生じてきます。

さらに、睡眠不足も、肌の健康を損なうものとしては、忘れてはならないポイントです。

Q2 アトピー性皮膚炎の発症原因を教えてください。

A2 「素《そ》体《たい》不《ぶ》足《そく》」と「外《がい》患《かん》邪《じゃ》気《き》」、プラス「心《こころ》」です。

西洋医学の立場では、アトピー性皮膚炎の発症原因ははっきりしていません。だから「治りにくく、長く付き合わなければいけない病気」などと表現しているのです。

中医学では原因を明確にしています。「素体不足」と「外患邪気」です。

素体不足というのは、カラダに弱っている部分が存在するということです。患者のカラダに弱点があるということです。

アトピー性皮膚炎の素体不足の傾向として多いのは、中医学で言う「脾」と「腎」です。

「脾」は消化吸収の働きをつかさどり、自律神経の機能にも関わりがあります。

「腎」は生殖、ホルモンの内分泌、一部の神経系に関わり合っています。

働きだけをみても、「脾」と「腎」がアトピー性皮膚炎に大きく関わっていることが分かります。

「脾」は食物を消化し、カラダに有用な津液を作り出します。「腎」は消化された栄養を皮膚に行き渡らせる働きをします。ですから、「脾」と「腎」に素体不足があると、健全な津液が作り出せず、皮膚を潤すような栄養が行き渡りません。

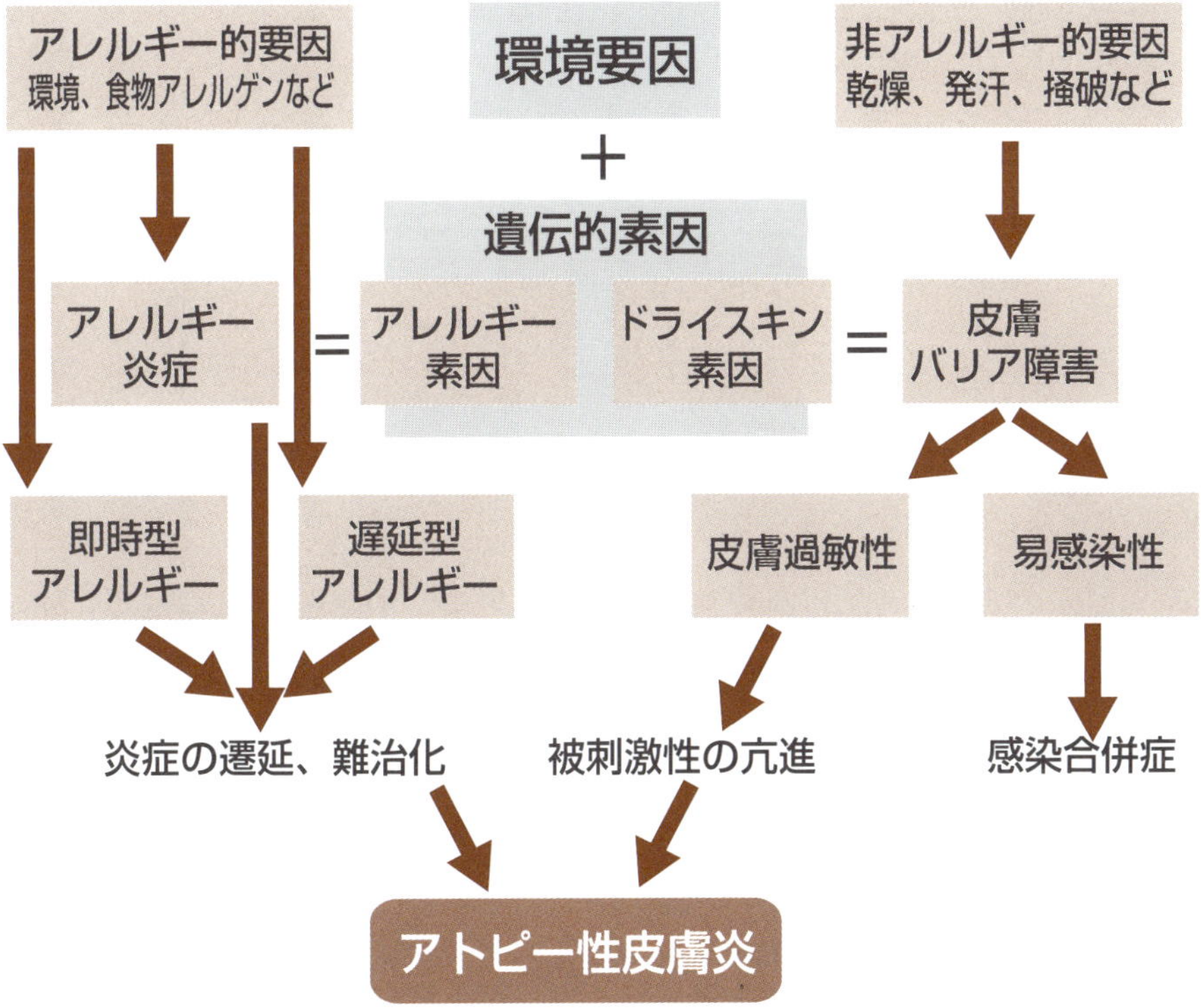

アトピー性皮膚炎の公式 1――【発症】

発症＝ 外邪＋肌の弱さ＋食生活＋環境＋七情＋内臓機能

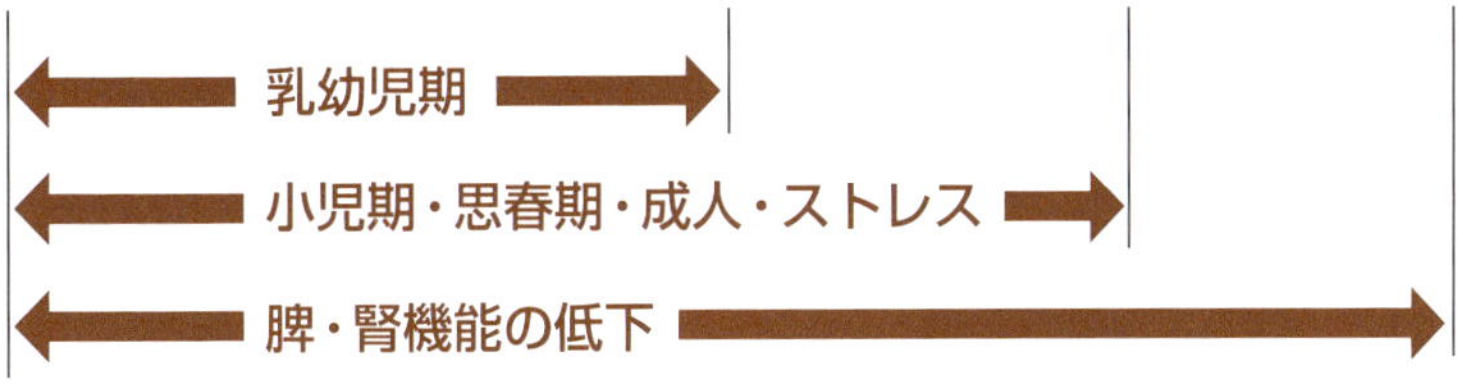
乳幼児期
小児期・思春期・成人・ストレス
脾・腎機能の低下

この素体不足は、遺伝的な要因が大きいと考えられています。

遺伝的に「脾」と「腎」の働きが弱いという温床があり、そのうえに「外患邪気」が被さってくるとアトピー性皮膚炎を発症することになります。

「外患邪気」は、外部からの邪気の侵入を意味します。アレルギーを起こしやすい食べ物やダニ、埃など、西洋医学で言うアレルゲンも、外部からの邪気です。

邪気は悪い刺激、という意味です。


「風《ふう》」

「寒《かん》」

「暑《しょ》」

「湿《しつ》」

「燥《そう》」

「火《か》」（熱）

以上の六つの邪気があり、これを「六淫《ろくいん》」と呼びます。

アトピー性皮膚炎の治療に限らず、中医学では自然界と人間のバランスを重視します。自然と人間のバランス、そして素体不足などの人間の内部のバランス、この二つに異常が起こると病気になると考えるわけです。

六淫は自然界の悪い刺激です。簡単に言えば気候の異常変化と環境（微生物）、食物アレルゲンな

六淫とは

風《ふう》 自然界の風と類似し、上昇する特徴がある。人の上半身に影響を与える。のどの痛み、頭痛。顔、頚、胸などに皮膚症状が表れる。発病が急で変化が速い。ミミズばれ、赤いブツブツ。花粉症にもつながる。

寒《かん》 自然界の寒冷に類似し、冷えがあって痛みを発生させる。皮膚症状としてはしもやけ、レイノー病（指先が青紫になって冷える）、白い皮膚病（白いジンマシン、赤みのないジュクジュク様）が特徴。冬に悪化する。

暑《しょ》 夏に多くみられる。高熱、多汗、口が渇く、脱力感など。

湿《しつ》 自然界の湿に類似し、体・関節は重だるく下痢しやすくなる。浮腫《むく》み、目やにがみられる。皮膚に湿疹が出やすく、ジュクジュクした症状（水ぶくれ、ただれ、ジュクジュク、脂性など）が特徴。下半身の病につながり、病程が長く、治りにくい。

燥《そう》 乾燥の症状が多い。空咳、口鼻の渇き。カサカサ皮膚病となり、肌の潤いと艶がなくなり、亀裂も起こる。秋に多い。

火《か》/熱 熱がこもっている。口が渇き、水分の欲求度が高くなる。目の充血、便秘、口内炎。赤い皮膚病（赤み、赤いブツブツ、赤いジュクジュク、赤いカサカサ、膿）が特徴。出血傾向もみられる。

どの刺激素因です。「淫」とは過剰という意味です。

誰でも季節の変わり目になると体調を崩しがちですが、これは六淫のせいなのです。そして素体不足があるアトピー性皮膚炎患者の場合、バリア機能が低下し、防御不能となって、六淫の侵入に対してとても敏感になります。寒さにしても暑さにしても、その人にとっては悪い刺激となります。

たとえば冬、スキーなどへ出かけて強い陽射しに肌をさらすと、アトピー性皮膚炎は悪化します。これは、真冬で風も強く、陽射しも厳しいといった、「風」「寒」「火」の三つの邪気が一ぺんにカラダに侵入してしまったせいです。

邪気の強さに対抗する体質は千差万別ですから、なにもスキーにかぎらず、ちょっと強い陽射しを顔に当てるだけで症状が悪化する例もあります。

アトピー性皮膚炎の発症原因は、人間の内部のバランス異常である素体不足、そして人間と環境のバランス異常である六淫にあるわけです。

そしてもう一つ、大きな原因があります。人間の心の問題です。

Q3 心《こころ》の問題について詳しく教えてください。

A3 「情志失調《じょうししっちょう》」が内臓の機能を低下させてしまうのです。

心が健やかでなくなる状態、いわゆるストレス過多の状態が、アトピー性皮膚炎を発症、悪化させる原因でもあるのです。

これは成人性アトピー性皮膚炎が増加していることでも分かります。特に多いのが、学校を卒業して就職してから発症するケースです。初めて社会の荒波に揉まれるストレスが大きな原因になっていることは、容易に想像できることでしょう。

ストレスに大きく関わっている内臓は「肝《かん》」です。

「肝」は血液を健やかに保ち、各臓器の働きを調節しています。ストレスが大きいと、「肝」の機能が低下してしまいます。

また、ストレスは「腎」を疲弊《ひへい》させます。人間はストレスを受けると、副腎から副腎皮質ホルモンを出して防御しようとするからです。

そして当然、「脾」の消化機能も悪くなります。

「肝」の機能が低下すると、イライラしたり、すぐにのぼせたり、火照《ほて》ったりします。するとカラダに余分な「熱」が発生します。この「熱」による発汗は体温調節の機能を狂わせるのです。

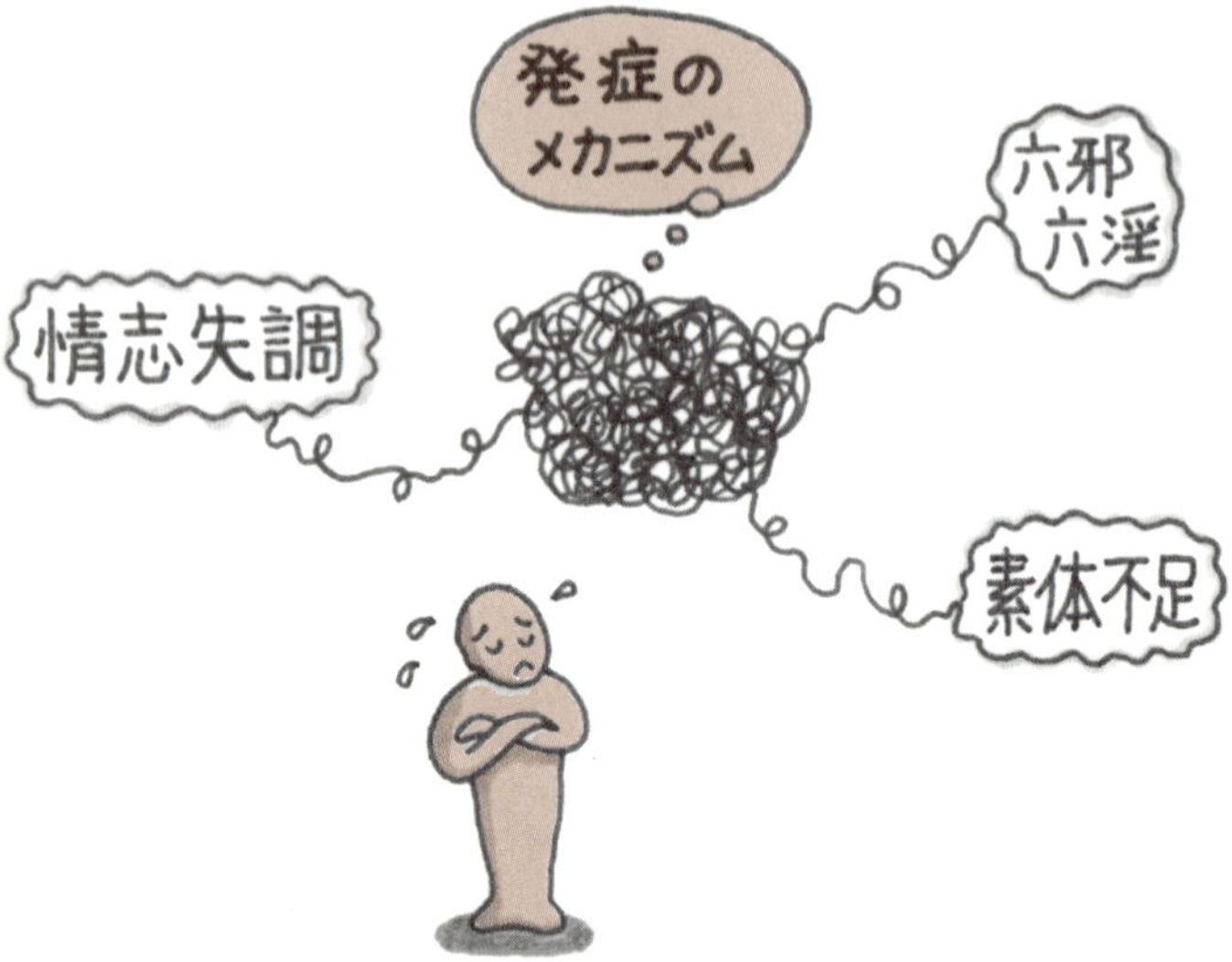
発症の
メカニズム
六邪
六淫
情志失調
素体不足

以上のような状態を、中医学では「情志失調」と呼びます。

人間の素体不足に、悪い食事を含む環境（六淫）、そして心の問題である情志失調が加わると、アトピー性皮膚炎が発症しやすくなるわけです。

アトピー性皮膚炎が治りにくい病気というイメージは、発症のメカニズムが以上のように複雑に絡み合っているからに他なりません。したがってアトピー性皮膚炎の治療は、その複雑に絡み合った糸を丁寧に解きほぐすようでなければいけないのです。

なにがなんでもステロイド剤を塗って様子をみる――そんな治療法がアトピー性皮膚炎の根本的解決には至らないのは、これでお分かりでしょう。

column7

「アトピー・ビジネス」でも〃治癒〃する理由
——心《こころ》と皮膚の対話②

アトピー性皮膚炎の治療の周辺には、数々の民間療法があります。温泉療法、海水浴療法、断食療法、アルカリイオン水・酸性水療法、様々な健康食品などなど……。いわゆる「アトピー・ビジネス」です。皆さんも耳にしたことがあるはずです。医学的根拠の薄いものが多いことが徐々に分かってきて、患者が訴訟を起こすなどの騒動に発展しているケースも出てきています。

私のところへ相談にやって来る患者さんも、いつくかの民間療法を経験して、結果が芳しくなかったと後悔している人も少なくありません。

しかし現に、「○○療法によってすっかり良くなった」という人がいるのも事実なのです。アトピー・ビジネスは、〃治癒〃した患者の経験談を金科玉条《きんかぎょくじょう》のように宣伝して、アトピー性皮膚炎患者の心理をくすぐっているのですね。事実が通れば道理は引っ込む……というわけです。

ではなぜ、信憑性の薄い民間療法でアトピー性皮膚炎が治ってしまったのでしょう。

実はここにも、「心と皮膚の対話」の秘密が隠されているのです。

たとえば温泉療法。二週間、鄙《ひな》びた温泉地で療養したら、すっかりアトピー性皮膚炎の症状が良くなったというケースです。これはなにも、温泉の成分がストレートに効いたのではないと思うのです。第5章で触れますが、むしろ長時間の入浴は肌のバリア機能を衰えさせるというリスクがあります。

なぜ症状が改善したのか。それは心の問題ではないかと思われます。

二週間もの間、仕事や都会の喧騒を忘れ、のんびりと温泉に浸かる。「この療法で、きっとアトピー性皮膚炎が治るんだ」と患者が信じ切っているわけです。そういう安心感、信頼感、そしてストレスのない状態が、肌の状態を良くしていった、と考えられるのです。

これは海水浴療法でも、ある種の断食療法でも同じで、ストレスの多い日常から離れて、医師（指導者）のいる施設で数日間寝泊りすることが、心を穏やかにしてアトピー性皮膚

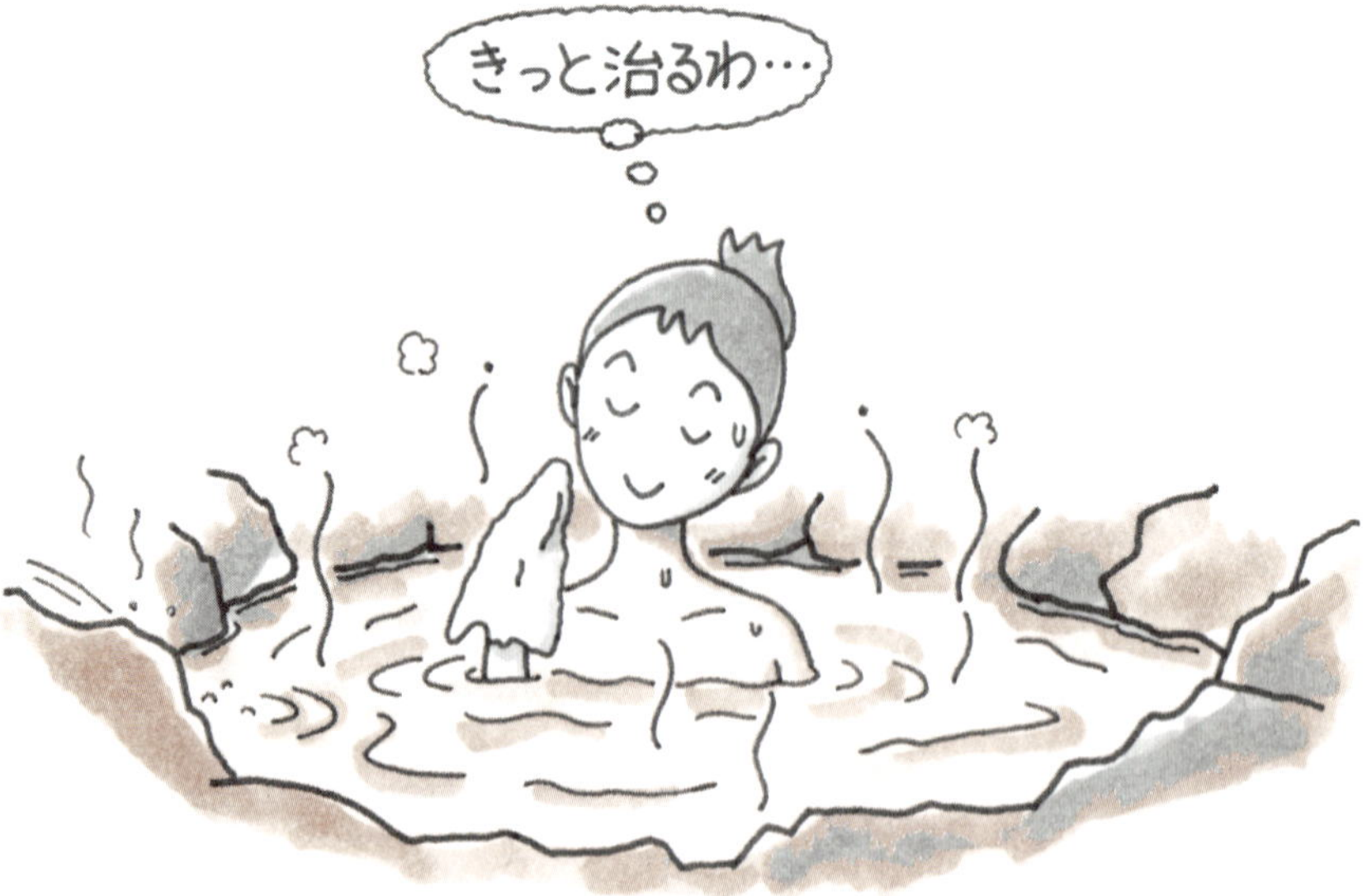

炎の症状を軽減していくのです。

これらの民間療法では、一時的に症状を軽減する効果は確かにあるのでしょう。しかし、中医学の療法のように段階的、根本的な治療は施していないため、患者が日常に戻ってきたときに真価が問われてしまいます。

つまり、元のストレスの多い日常に戻ってきても、アトピー性皮膚炎の症状が悪くならないのであれば、その民間療法は真に優れたものだと言えるわけです。しかし、現実はそうではないことのほうが多いようです。

日常に戻って症状が悪化してしまった患者さんが、仕事を休むわけにはいかないので、大金を出してその温泉地の温泉を取り寄せてひんぱんに入浴したそうです。しかし、今度は一向に良くならなかったのです。これは心の問題を置き去りにしているからにほかなりません。

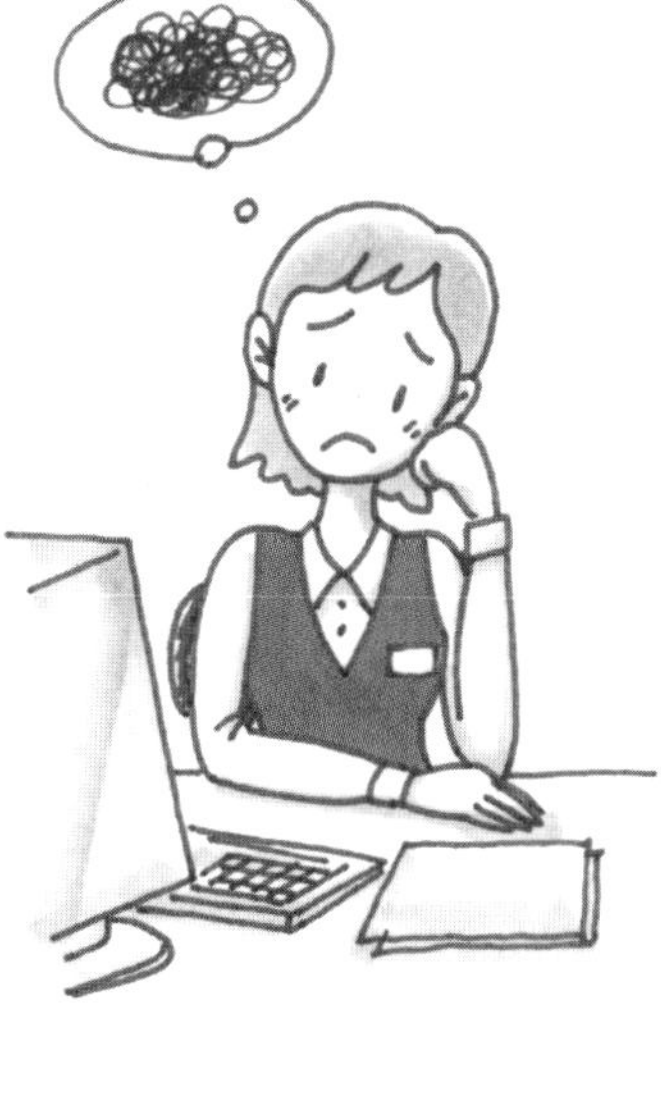

Q4 アトピー性皮膚炎の原因である「湿」はなぜ発生するのですか?

A4 不要な水分がカラダに溜まるからです。

皮膚は内臓の鏡です。アトピー性皮膚炎の場合、内臓の働きの乱れ、特に脾（消化器系）の機能が低下している場合が多いのです。脾はカラダの免疫機能をつかさどり、消化機能を総括します。脾の働きが乱れていると、食物が健全に消化されず、皮膚へ栄養が提供できなくなってしまうのです。

たとえば冷たい飲み物ばかりを飲んでいると、消化機能が低下するのは常識ですね。冷たい飲み物＝不要な水分……というとらえ方をします。カラダに良い水分というのは、皮膚に潤いと栄養を提供する体液です。不要な水分は皮膚に恩恵を与えません。それがカラダの中に湿を作るのです。

アトピー性皮膚炎の患者の多くに胃腸の機能低下が見受けられます。消化機能低下は、食事を消化吸収して健康なカラダを支える津液を作り出すことを困難にします。その結果、不要な水分が体内に「湿」を作ることになります。そして肌のトラブルを生む……。

皮膚の表面は潤いがなくてカサカサしているのに、カラダの中は湿が溜まってジュクジュクしている。この状態がアトピー性皮膚炎の特徴です。

湿は、言葉のイメージと同様にベタベタとしてカビを作りやすいもので、なかなか取り除きにくいのです。アトピー性皮膚炎の治療が難しいと言われるのは、湿を取り除くことが難しいからです。

この湿を取り除くことこそがアトピー性皮膚炎の治療と言ってもいいくらいです。この点が西洋医学の治療メニューには入っていないのです。

湿の発生原因は患者さんの食生活その他の生活習慣に起因しているわけですから、医師は患者さん個々の状態を把握し、オーダーメイドの治療を施さなければいけません。

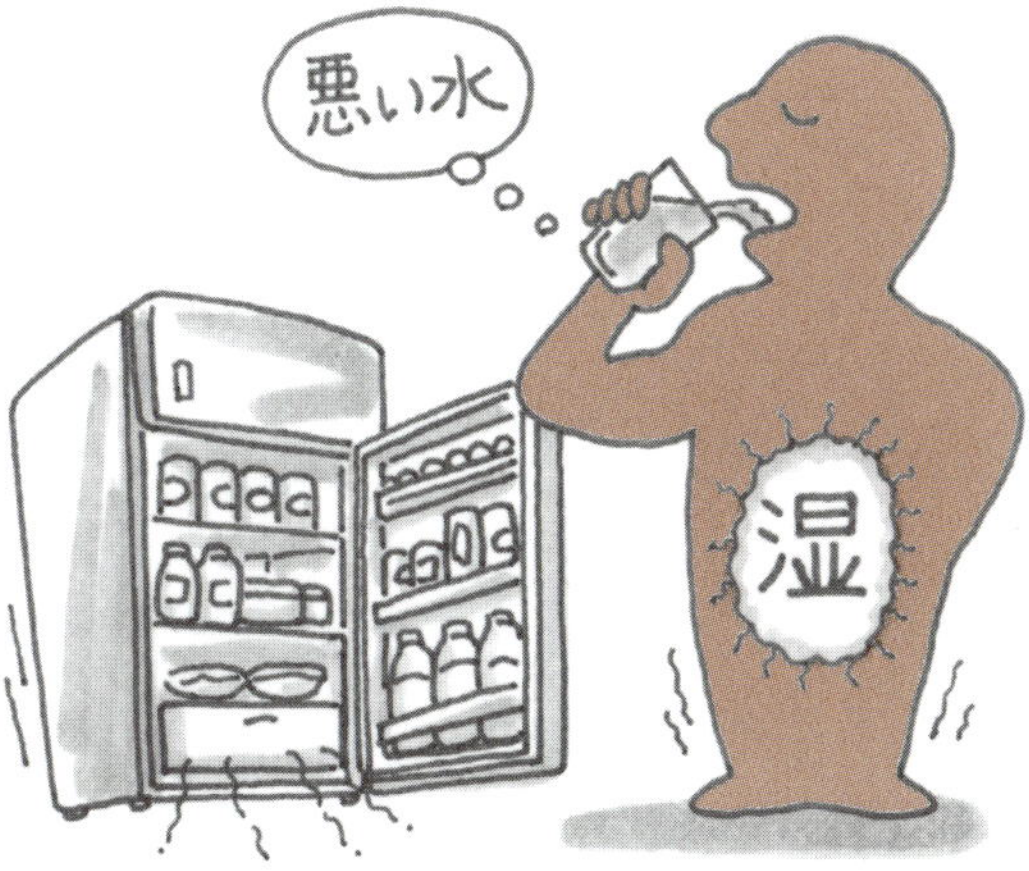

冷たい物のとりすぎが体内に「湿」を生み出す

Q5 オーダーメイドの治療について詳しく教えてください。

A5 体質の差と症状の変化を重視して、中身を変えていく治療法です。

アトピー性皮膚炎は生きている人間がかかる病気です。ですから、アトピーの症状は患者の体質、治療の状態で刻一刻と変化していくものなのです。

こうした観点を、西洋医学ではあまり重視していません。

西洋医学の診断は病理診断です。アトピー性皮膚炎の皮膚を調べて、皮膚の症状によってどういうアレルギー状態にあるのか、IgE抗体やリンパ球、抗酸球などの数値を計って行なう診断です。

この病理診断によってアトピー性皮膚炎を診断されると、同じような診断結果が出たら、子どもでもお爺さんでも、痩せていても太っていても、同じ治療法になってしまうわけです。すなわち、外用でのステロイド剤、内服での抗アレルギー剤、抗ヒスタミン剤の投与となるわけです。

そして重要なのが、一度病理診断を下されると、その後の治療法はなかなか変化しないのが一般的です。ステロイド剤を十数年も使っていたというのはその典型例です。

たとえて言えば、ステロイド剤は子どもに過分な小遣いを与えるようなものです。甘やかされた子どもはどうなるでしょう？「小遣いが無くなれば、また親に言えば……」となるはずです。

この状態がステロイド剤の副作用と言えるでしょう。本来、腎の機能は必要に応じて副腎皮質ホルモンを作ることになっているのですが、その必要なときに外部からステロイド剤によって副腎皮質ホルモンが供給されるのですから、機能が低下してしまうのです。

腎機能低下の結果についてはここでは改めて述べませんが、中医学の治療では腎の機能を強化し、ホルモンを分泌させることを考えます。

もう一度〝親子〟の話に当てはめれば、安易に小遣いを与えるのではなく、子どもの健全な将来のために根本的なバックアップを惜しまず……となるでしょうか。

中医学では患者の皮膚の状態だけでなく、カラダの状態と病状の変化を重視します。

子どもの患者を例に挙げて説明してみましょう。

最初は皮膚に赤みがあってジュクジュクしていたとします。対処をした二ヵ月後、赤みとジュクジュクは治まって、カサカサに変わったとします。患者のカラダの中で変化が起こったのですから、当然、対処を変化させて様子をみます。すると今度はゴワゴワの皮膚に変化してきた。そこでまた対処を変化させる。皮膚だけではなく、食欲の有無、便の状態、疲れやすいかどうかなどを常に見極めていきます。

適切な治療をすれば、アトピー性皮膚炎の状態はどんどん良くなっていきます。病状の変化に応じて、治療法も柔軟に変わっていくのです。場合によっては、西洋医学のステロイド剤を利用して、漢方薬と併用することで徐々にステロイド剤を減らしていくような治療法も取れるわけです。

もちろん、中医学の最初の診断時では「湿熱タイプ」「熱毒タイプ」といった分類は行ないます。しかし、そこからの治療が固定化するということではありません。繰り返し述べてきていることですが、常に患者の状態を多方面から観察し、効果が出てくれば、それをさらに助長するように治療法を変化させていくのです。これが中医学でのオーダーメイドの治療法なのです。

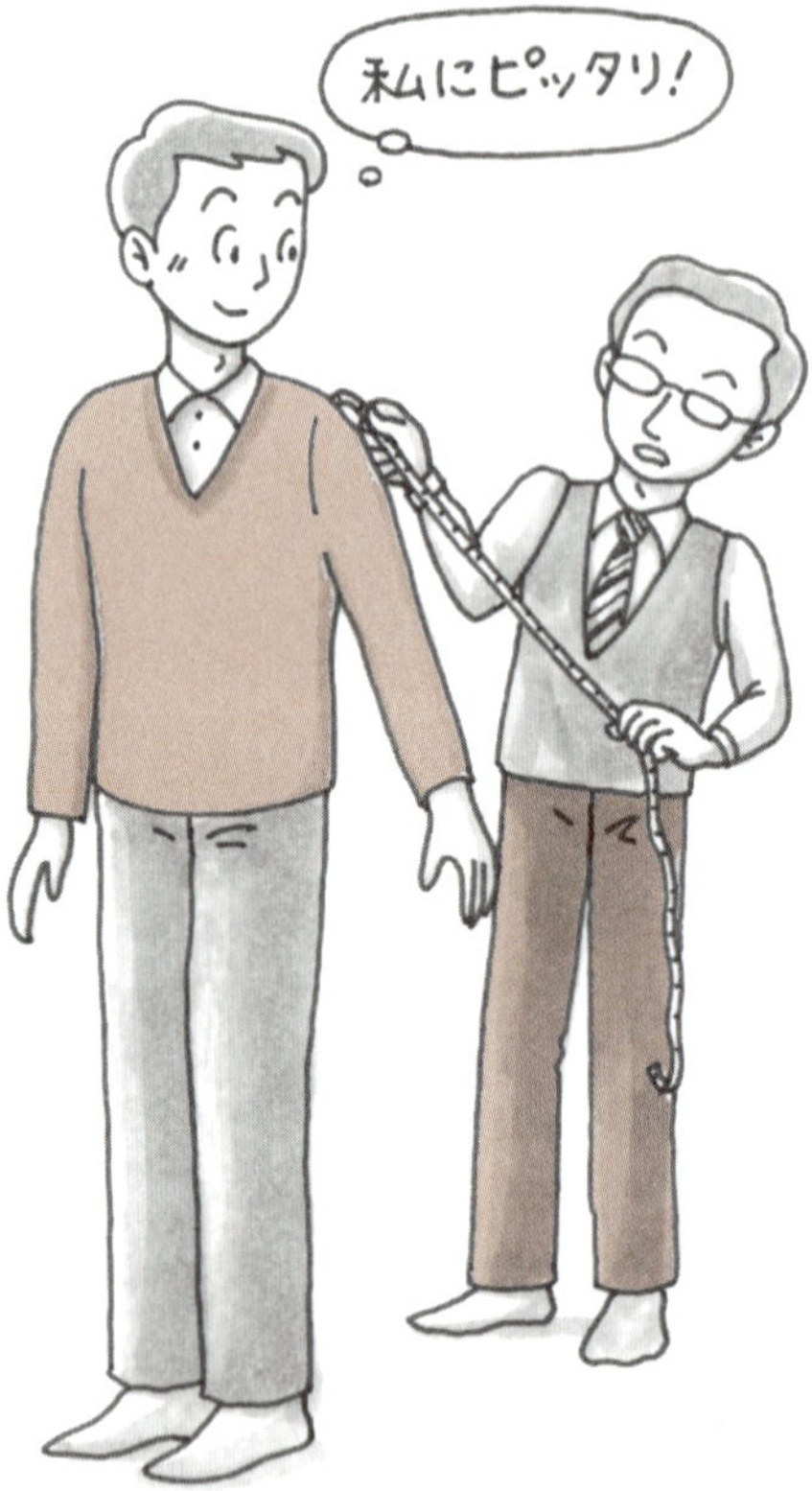

あなたにピッタリ合った治療法がきっとあるはずです

4

中医学でアトピー性皮膚炎を治す！

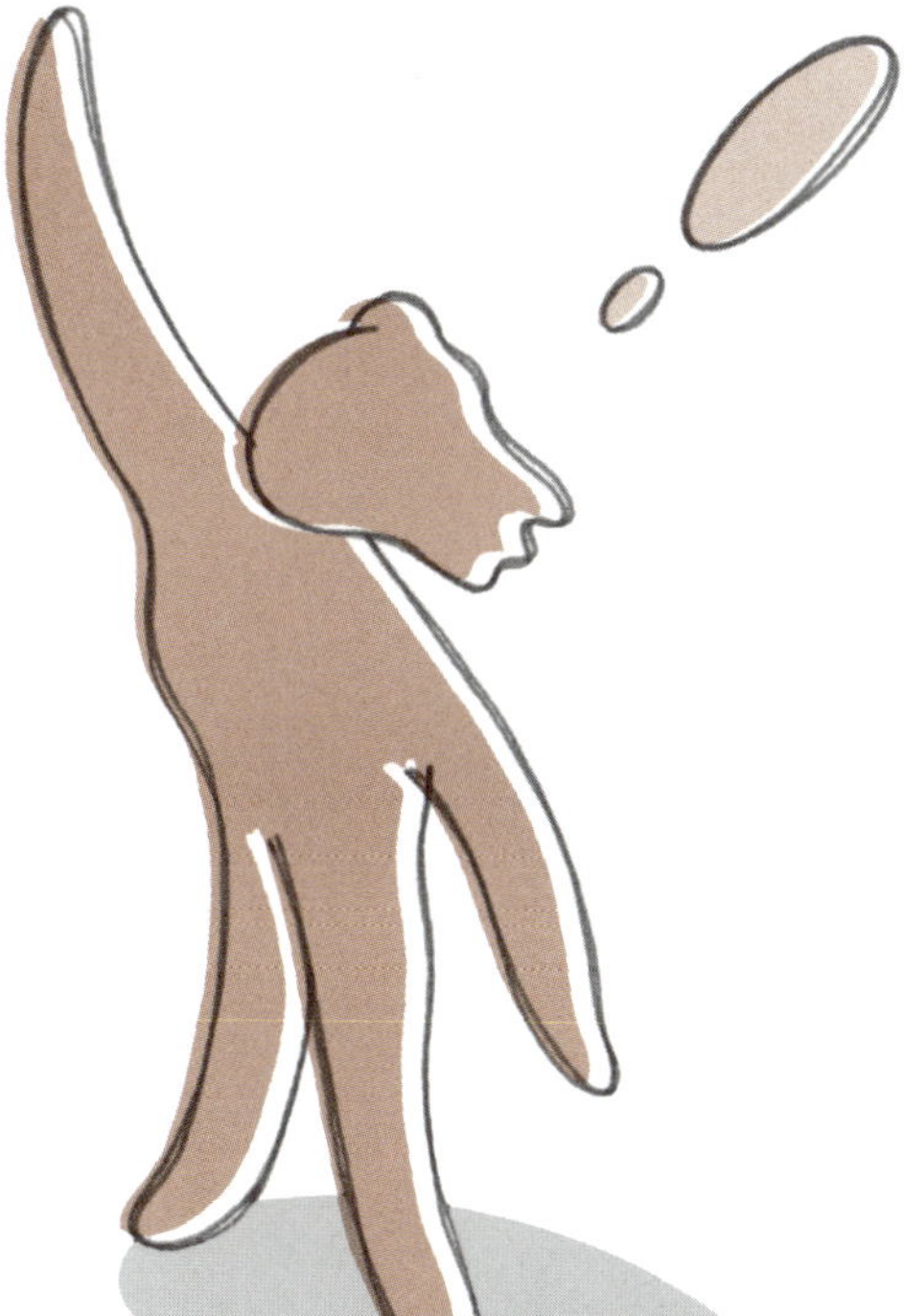

治療の段取り

「アトピー性皮膚炎の肖像」（第1章）をしっかりと踏まえたうえで、本書の核である「治療の段取り」について解説していきます。

まず、繰り返し強調することになりますが、中医学におけるアトピー性皮膚炎の治療はオーダーメイドの治療で、ステロイド剤が中心の西洋医学の治療法とはまったく異なったものだということ。そして同じ患者さんでも、治療の進行によって治療法が変化していく、ということです。

そしてさらにもう一つ大事なことがあります。それはアトピー性皮膚炎の治療は「五〇パーセントの治療」ということです。

アトピー性皮膚炎は人間が作り出す病気です。生活習慣病と言ってもいいでしょう。ですから、医師まかせでは治りません。医師が五〇パーセントを治し、患者さん自身がしっかりと生活管理をして自然治癒力を強化し、後の五〇パーセントを治すのです（第5章で詳しい養生法を解説しています）。

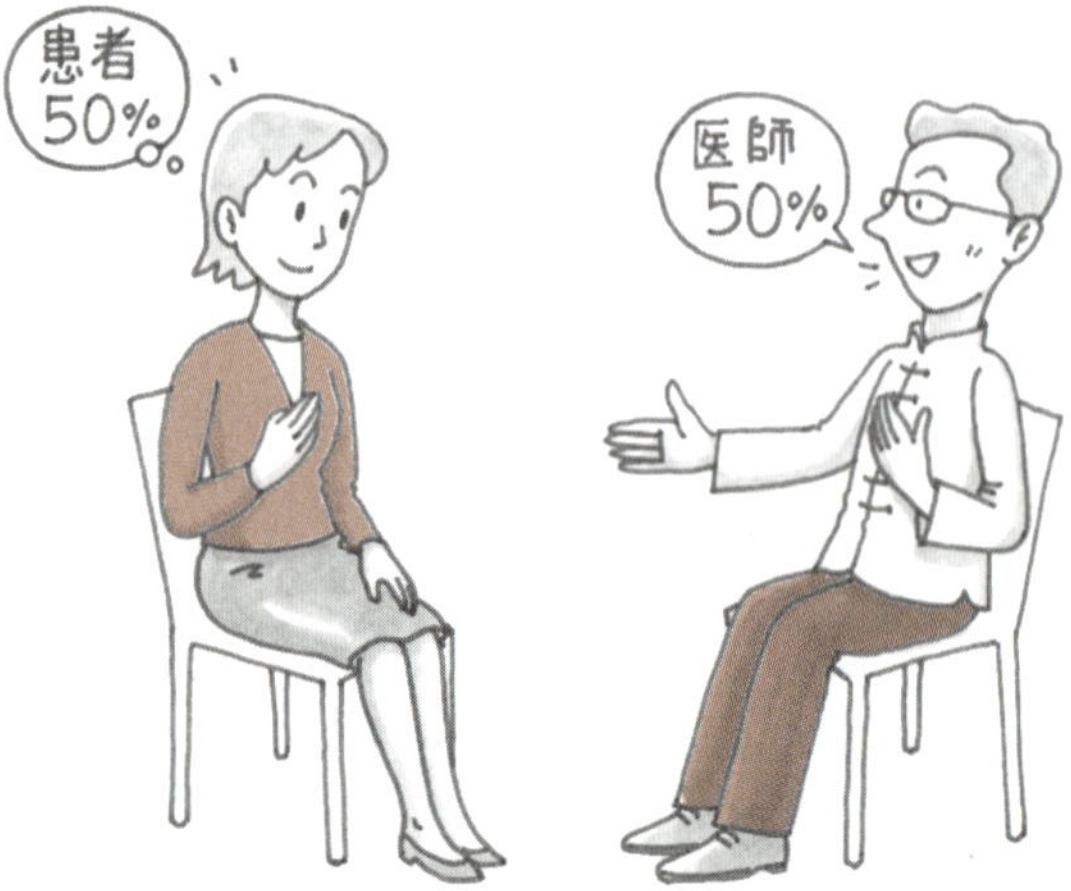

「患者50%」＋「医師50%」＝完治

対症療法の西洋医学にはこの考え方が見当たりません。治療は医師まかせとなって、アトピー性皮膚炎がなかなか治らない……ということになっているのではないでしょうか。

確かに、膝に切傷を作ったような場合には、一〇〇パーセント医師の指示に従っていれば完全に治癒します。しかし、アトピー性皮膚炎の場合でも、切傷の治療法を踏襲するようではいけません。「医師が処方したステロイド剤をひたすら塗る」という治療法は、厳しく言えば一〇〇パーセントあなたまかせの姿勢です。

アトピー性皮膚炎は、患者がそれまで歩んできた人生と決して無縁ではありません。自分の人生を省みつつ、「医師に頼りきるのではなく、自分の力でもアトピー性皮膚炎を治そう」という前向きな気持ちが大切になるのです。

おおまかな治療の流れ

中医学でのアトピー性皮膚炎の治療方針は、皮膚のトラブルを修復するだけではなく、アトピー性皮膚炎を発症させる原因そのものをつきとめて、体質を改善させることにあります。

多くの患者が、それまでに西洋医学のステロイド療法（それに付随する脱ステロイド療法も含む）を経験しているので、ステロイド剤などによる副作用のケアを考え、また、応急処置としてのステロイド剤の効能も否定しない「中西医結合治療」といった懐の深さを持っています。何度も繰り返してきましたが、ステロイド剤がアトピー性皮膚炎にとって「悪」となるのは、漠然とした使い方

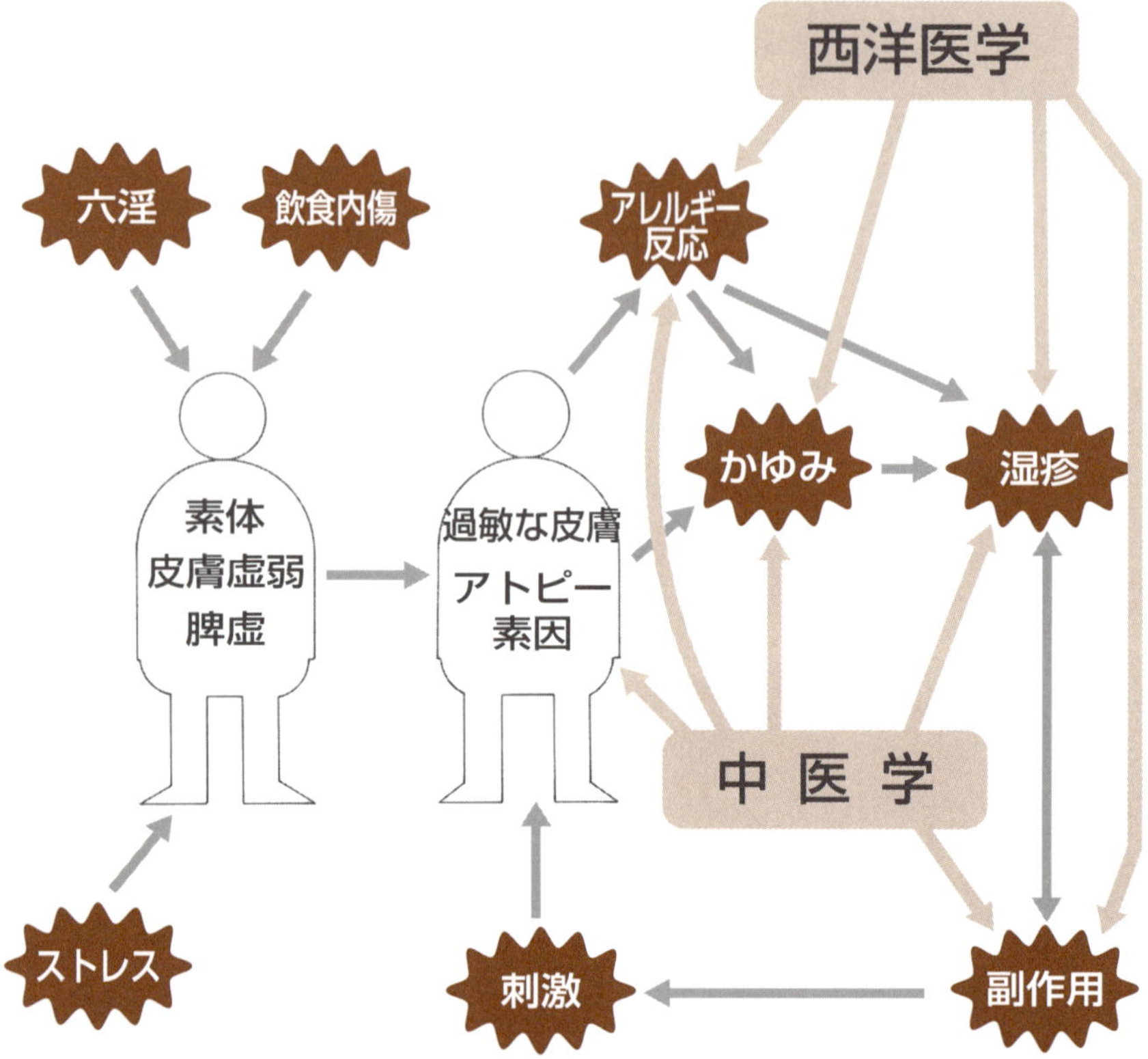

アトピー性皮膚炎の臨床特徴と二段階治療法

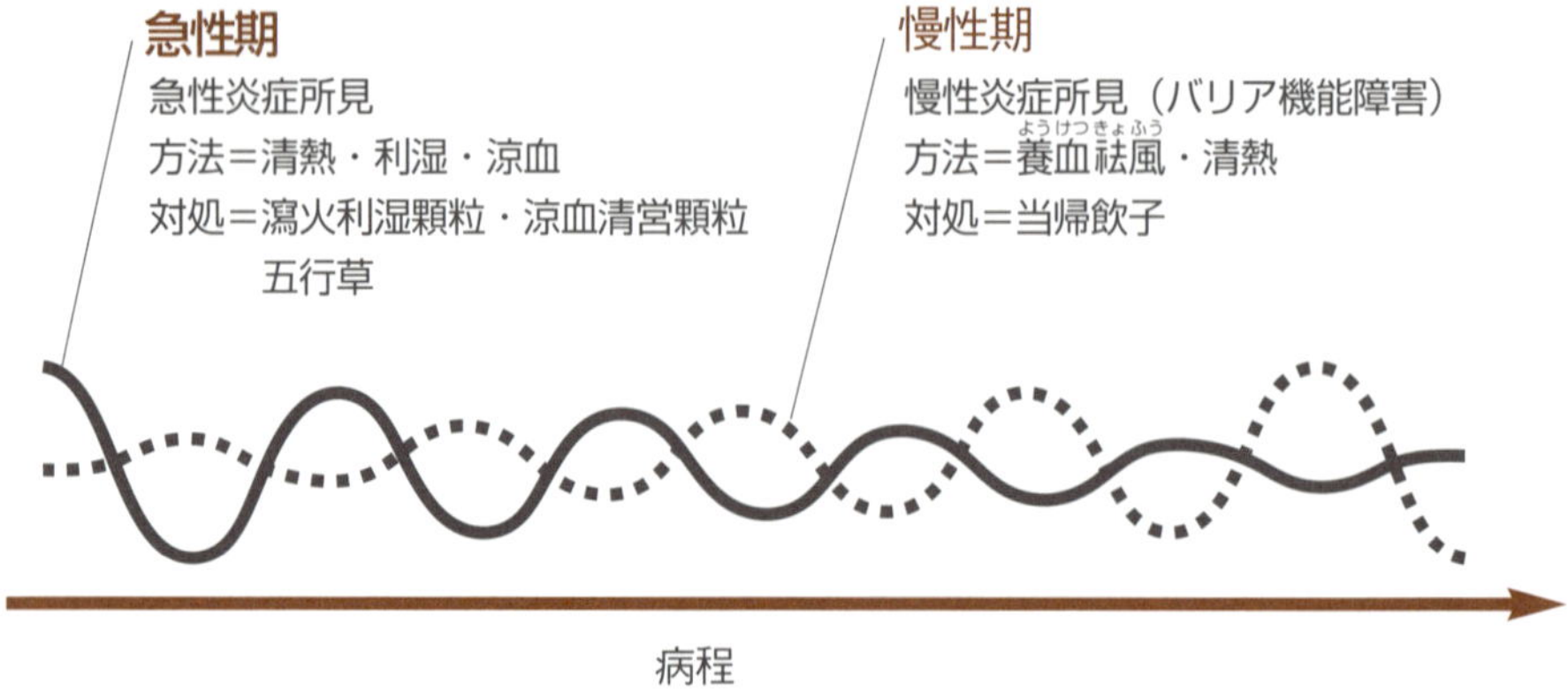

にあるのです。

いささか仰々しいたとえになりますが、アトピー性皮膚炎の治療が、医療と病気との戦争であるならば、ステロイド剤一本槍の治療は、どんな戦況でもたった一つの武器で戦うことと同じなのです。戦争にはさまざまな局面があり、敵味方の戦力、戦う場所、時期……などによって使用する武器は違ってくるのが当たり前でしょう。ときにはミサイル、ときには手榴弾、ときには戦車と、兵器は変化していくはずです。ステロイド剤だけでアトピー性皮膚炎という敵と戦うことがいかに限局されているか……。そのことをまず認識してください。

中医学でのアトピー性皮膚炎治療はあくまでオーダーメイドの治療なので、治療の段取りを体系化、一般化することは本意ではないのですが、おおまかな治療の流れを示すことはできます。

（右ページの二段階治療法の図も参照してください）

◇まず急性発作をおさめる（第一段階）

皮膚表面にみられる紅斑《こうはん》（赤み）や丘疹《きゅうしん》（ブツブツ）、滲出（ジュクジュクして汁が出る）などの症状を、中医学では「湿熱」と呼んでいます。

それらの症状を治療するためには、皮膚に発生した過剰なアレルギー反応や炎症を抑える「清熱利湿《せいねつりしつ》」を行なう必要があります。漢方薬では、「瀉火利湿顆粒《しゃかりしつかりゅう》」「黄連解毒湯《おうれんげどくとう》」「涼血清営顆粒《りょうけつせいえいかりゅう》」などにその効果があります。

また、五行草《ごぎょうそう》や板藍根《ばんらんこん》などの生薬には、赤みや滲出（ジュクジュク）などを改善する効果が認められています。内服にかぎらず、新鮮な五行草をつぶしたり、あるいは乾燥した五行草を煎じた液体を患部に湿布しても炎症を抑えることができ、かゆみも防止できます。

五行草を刻んだものに、金銀花《きんぎんか》や薄荷《はっか》などをブレンドして、入浴剤として用いるハーブ風呂もとても人気があります。

◇次に体質改善（第二段階）

慢性的または安定期にあるアトピー性皮膚炎は、皮膚のカサカサ、皮むけ、フケ、皮膚の肥厚などの症状を中心に、かゆみのために生じた傷もたくさんできています。

つまり、皮膚表面にあるべき皮脂膜《ひしまく》を作る力が不足し、皮膚表面の外壁がほとんどない状態であり、カラダはその分、過敏になりやすいと言えます。この段階での治療の主な目的としては、カラダの状態を正常に整え、外壁をうまく

アトピー性皮膚炎の公式 2 ――【症状と治療方法】

症状と治療方法＝ 紅斑＋滲出＋糜爛＋丘疹・結節＋鱗屑＋苔癬化

← 急性湿疹型［湿熱、血熱、熱毒］→

清熱利湿・涼血解毒

← 慢性湿疹型［血虚風燥、内虚］→

養血祛風《ようけつきょふう》*・潤燥止痒《じゅんそうしょう》*

健脾補腎

← 急性・慢性湿疹の混合型［虚実混雑《きょじつこんざつ》］* →

祛邪扶正《きょじゃふせい》*・補虚瀉実《ほきょしゃじつ》*

＊ 養血祛風：血を養い、風邪（悪い刺激）を駆除する。
潤燥止痒：肌を潤い、カサカサを取り、痒みを止める。
虚実混雑：生体の機能低下、または内臓機能の低下。外来の邪気（悪い刺激、アレルゲンなど）などが体に侵入した状態。
祛邪扶正：六邪など悪い刺激因子を取り除く、体の正気（元気）またはバリア機能を強くする。
補虚瀉実：虚弱していた体質と内臓機能を強くする。外からの有害刺激因子を駆除し、または乱れた体の機能バランスを取り戻す。

作れるようにしていくこと。そのうえで、過敏な体質をも改善していくのです。

漢方薬としては、皮膚に栄養を提供し、乾燥状態を改善する当帰《とうき》飲子《いんし》、八仙丸《はっせんがん》、啓脾《けいひ》湯《とう》、婦《ふ》宝当帰《ほうとうき》膠《こう》などがよく用いられています。

◇皮膚の炎症を抑えるよりも肌質改善が大事

アトピー性皮膚炎の治療において、皮膚の炎症を抑えることはそれほど難しいことではありません。中医学の「清熱涼血解毒剤」などが有効に働いてくれます。しかし、難しいのは、炎症が抑えられて一時的に肌の症状が落ち着いたあとのこと。いかに再発しないようにし、ザラザラのドライスキン（乾燥肌）をスベスベの正常肌に変えることができるのか、ということが問題なのです。

体質的な肌の弱さが改善されなければ、一度治っても再発しないという保証はありません。

ですから、中医学の治療方針としては、赤みやジュクジュク感などの症状を抑えることも大切ですが、それより、急性湿疹症状が落ち着いたあとの、肌質を改善する治療段階をより重視しています。つまり、漢方薬治療においては、症状が治まったからといって、すぐに中断してしまうのは禁物なのです。まだ完全に皮膚そのものの質が変化していないため、再発の可能性があるからです。

完全に肌質が改善されるまで、長期的に服用することが理想的な治療方法です。

◇外から皮膚表面に壁を作る

アトピー性皮膚炎の患者は、皮膚表面の皮脂膜不足により、カラダを保護できないことが発病の一つの要因になっています。ですから、外から人工的に皮脂膜を作ってあげることも欠かせないケアの方法です。

中医学では五行草や板藍根、黄柏《おうばく》、紫草《しそう》などの、皮膚を潤して炎症を抑える働きのある生薬を利用して、クリームや軟膏を作り、保護してあげるということをよく行ないます。

また入浴時なども、少し気をつけてあげると、ずいぶん症状が緩和されるものです。ポイントは次の三つです。

①清潔を保持する

シャワーなどを浴びて常に清潔を保つこと。入浴する場合は三八度くらいのぬるま湯が理想です。シャンプーや石鹸などは刺激の少ないものを選び、タワシなどでカラダをゴシゴシこするのも避けましょう。

②乾燥から肌を防御する

入浴中も保湿性の高い入浴剤などを用いるのがお勧めで

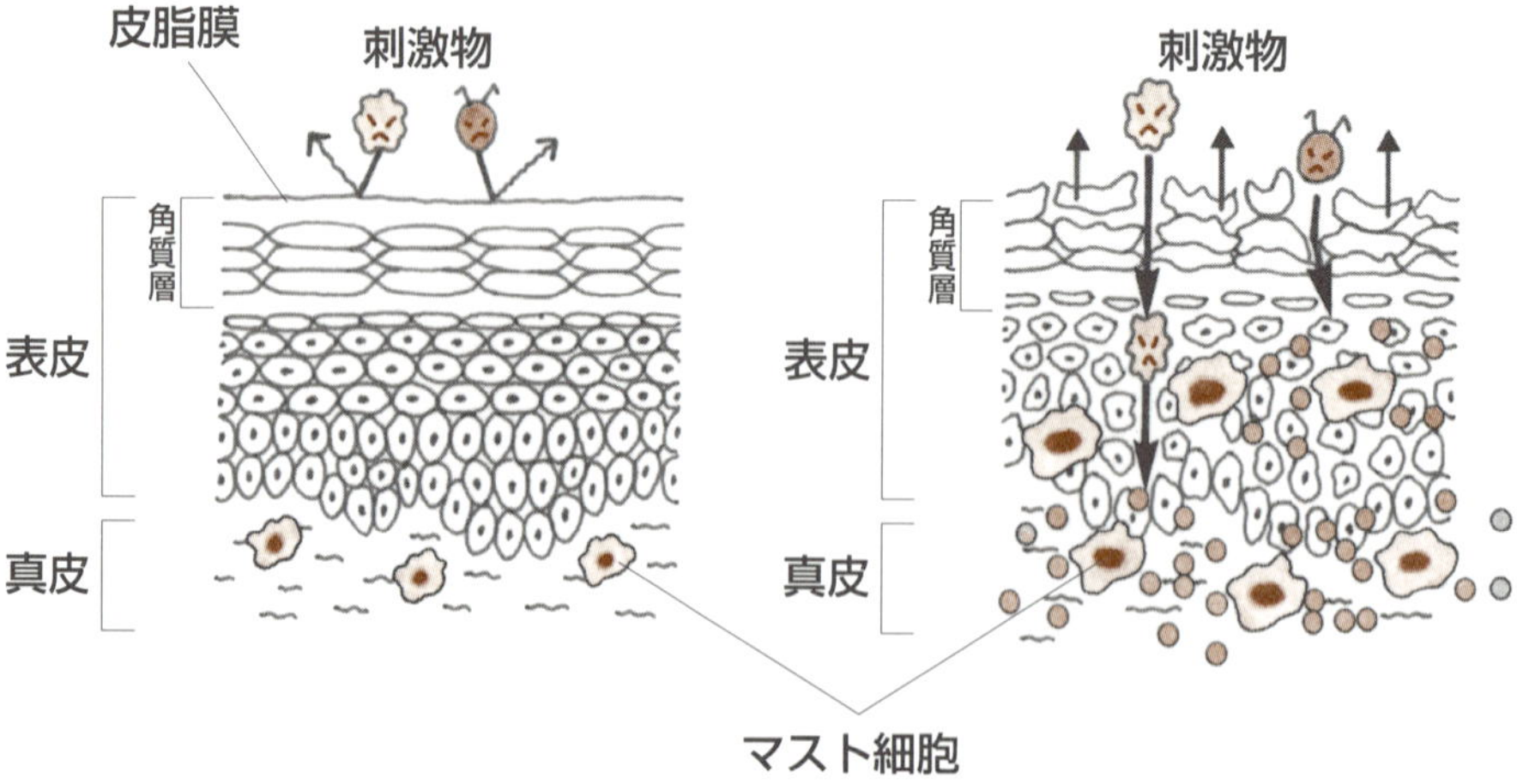

皮脂膜が刺激物からカラダを保護してくれます

す。

③皮脂膜を再建する

入浴直後には、必ずワセリンやクリームなどの保湿剤をカラダに塗ります。沙棘《サージ》クリームという素晴らしいものもあります。

ただし、患部がジュクジュクした状態の場合は、水剤（湿布や薬浴）を中心にして保湿をすること。慢性タイプや乾燥性タイプの場合は、薬浴したあとに軟膏やクリームを塗ると、より効果的です。水剤は、五行草のエキスを三パーセントに薄めたものを湿布やスプレーとして用いると良いでしょう。他に、五行草と黄柏、苦参《くじん》（くらら）、地楡《ちゆ》、竜胆草《りゅうたんそう》をそれぞれ一〇グラムずつ、一〜一・五リットルの水で煎じたものを塗布する方法もあります。薬浴は、五行草のエキスや、それに地黄、苦参、蛇床子《じゃしょうし》、黄柏各一〇グラムを一リットルの水で煎じたものを加えて入浴しましょう。

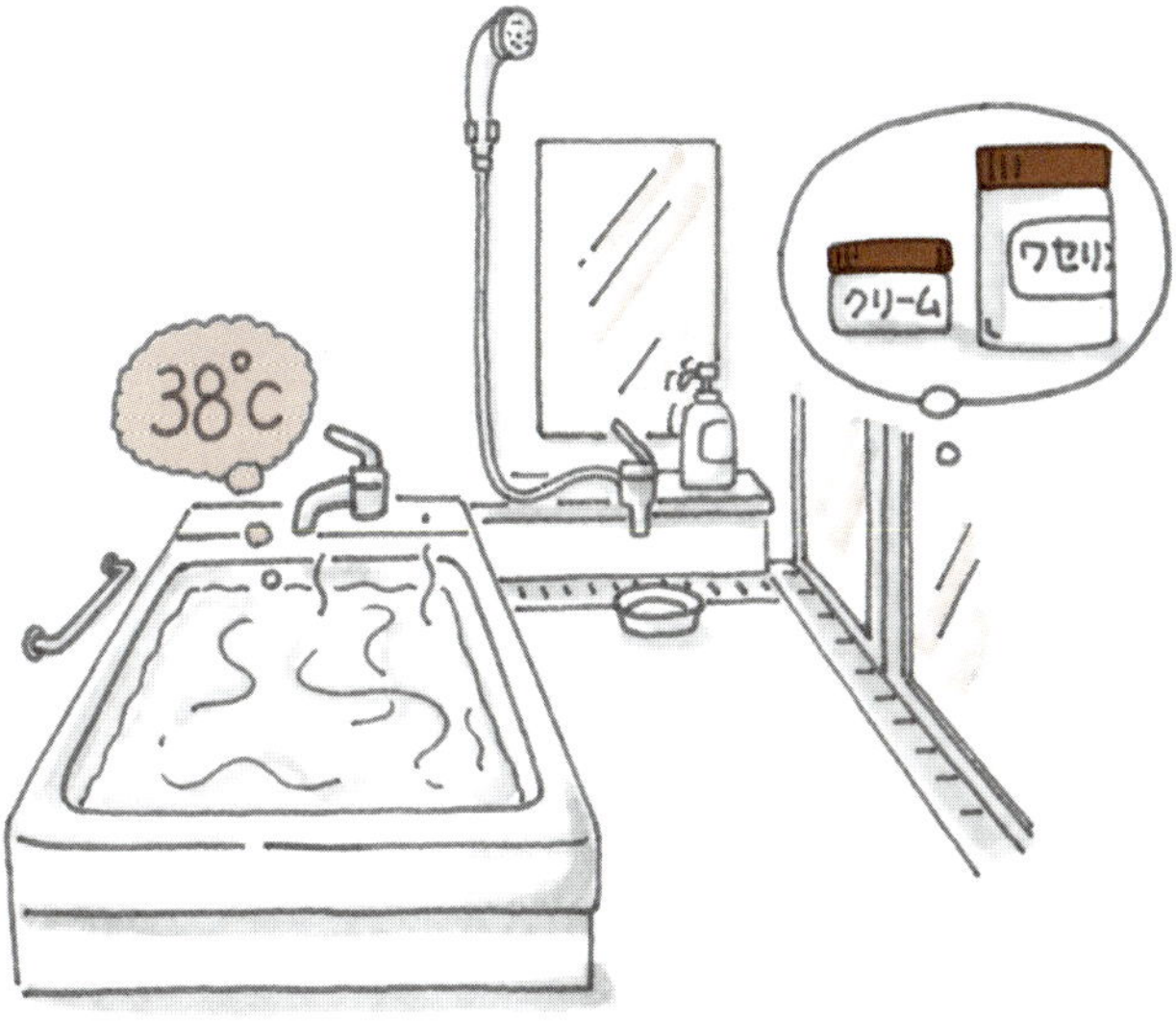

オフロはぬるめに、入浴後は沙棘などの保湿クリームを忘れずに！

column8

アトピー性皮膚炎と感染症

「治りにくい」……アトピー性皮膚炎に罹《かか》った人のほとんどは、〝難病感〟を抱くことでしょう。さらに言えば、「アトピーに罹っているのだから、他の病気は勘弁してほしい」とも。

しかし、弱り目に祟《たた》り目の諺どおり、アトピー性皮膚炎の患者さんは「腎」の機能が低下し、免疫力が落ちているので、感染症にとても弱いのです。身近な感染症として風邪がありますが、アトピー性皮膚炎の患者さんは先の理由で免疫力が弱っているために、比較的簡単に風邪をひいてしまいます。流感に罹るのにもアトピー性皮膚炎の因果があったのです。

風邪をひきやすいうえに疲れやすくて、汗もどんどん出てきます。この現象を「開門揖《かいもんい》盗《とう》」と呼びます。カギをかけずに部屋を出てしまい、泥棒が簡単に入ってきてしまうという意味です。泥棒とは邪気（ウイルス、細菌など）のことです。また最近では、黄色ブドウ球菌の感染によって症状の悪化が注目されています。

感染症を予防するには、バリア機能の強化をしなくてはいけません。中医学では、カラダのバリア機能を作るものを「気」と言います。アトピー性皮膚炎だけでなく、中医学の常識として「気」が足りなくなると風邪をひきやすくなるのです。

そして、カラダの抵抗力を表す「気」を「正気《せいき》」、カラダの表面を保護する「気」を「衛気《えいき》」と呼びます。中国では二千年も前から「正気存内　邪不可干」（中国の最古の医学書『黄帝内経《こうていだいけい》』に記述）という言葉があるくらいです。「カラダに気が充実していれば、邪気は侵入できない」という意味です。

「正気」と「衛気」を強くすることが、感染症を防ぐポイントになります。

「正気」と「衛気」を高めるのに用いる漢方製剤は、補中益気湯《ほちゅうえっきとう》、衛益顆粒《えいえきかりゅう》です。

補中益気湯は「脾」と「肺」の働きを高めます。衛益顆粒は別名を「玉屏風散《ぎょくへいふうさん》」と言うくらいで、屏《びょう》風《ぶ》のようにカラダを邪気から守ります。

しかし、バリア機能を高めただけでは感染症のケアは不十分です。「閉門留寇《へいもんりゅうこう》」と言って、泥棒が家にいるのにドアを閉めてしまい、その結果、泥棒が好き勝手してしまうような状態ではいけません。カラダ中に入り込んだ邪気を追い出さなくてはなりません。

邪気を追い出すためには、板藍根、涼解楽（天津感冒片の顆粒剤）を使います。この二つの製剤はウイルスと水疱症をやっつけるのに非常に有効な漢方製剤です。

板藍根と涼解楽で泥棒を追い出し、補中益気湯と衛益顆粒でドアにカギをかけてやれば安心というわけです。

ただし、アトピー性皮膚炎の患者さんには注意点があります。

補中益気湯と衛益顆粒を使うときは、赤みがないときだけに限ります。赤みがあるということは体内に邪気が残っているということです。まずは邪気を追い出すことが優先です。補中益気湯と衛益顆粒は使用するタイミングが難しいので、中医師の的確な指示に従うことが必要になります。

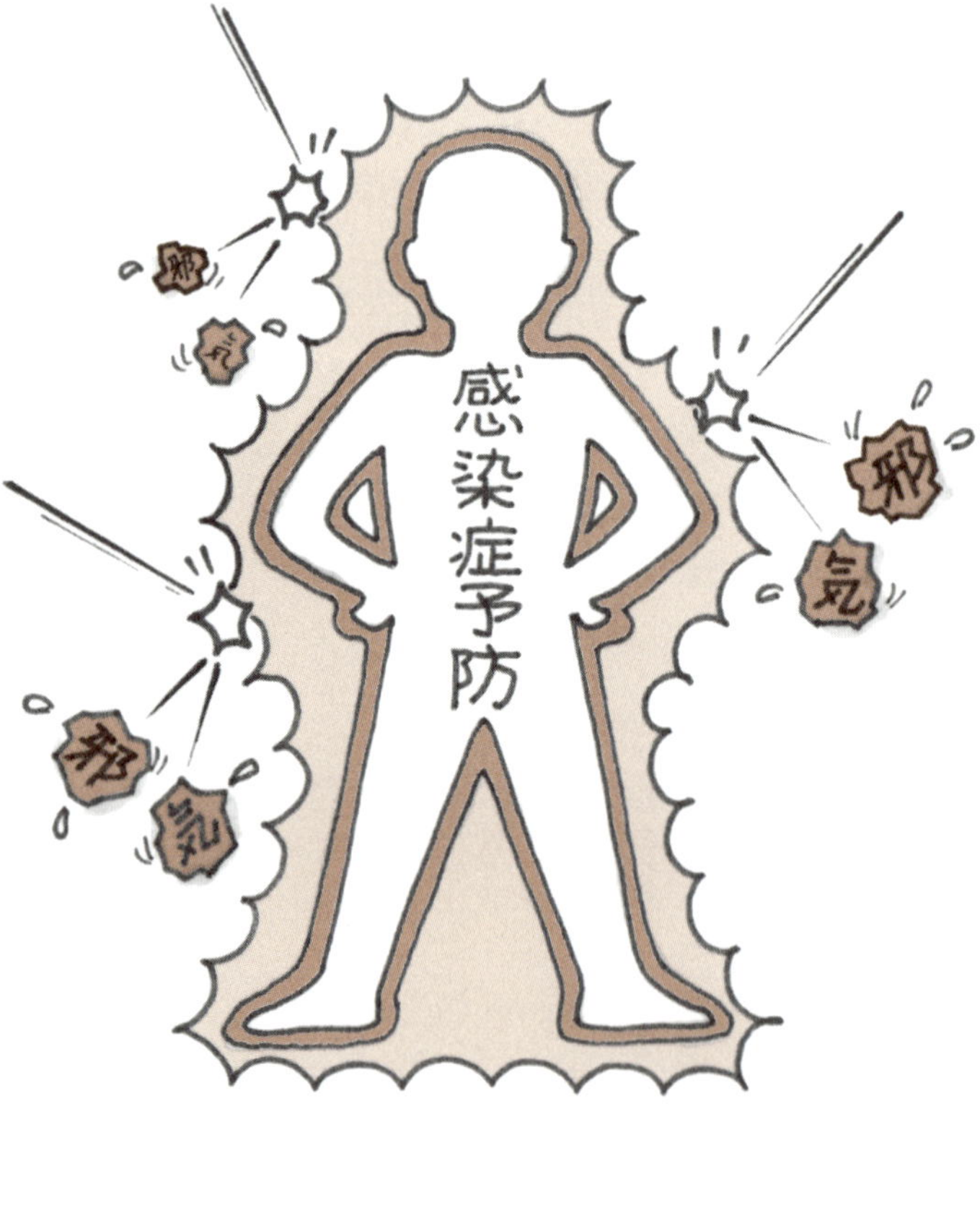

Q1 急性段階での種類と治療法を詳しく教えてください。

A1 まず「熱」と「湿」を取ることが大事です。

アトピー性皮膚炎の治療は大別して二段階あります。急性（初期）の場合と、慢性化した場合です。急性段階の皮膚の特徴は赤みがあってジュクジュクしているもので、それが慢性化するとカサカサ、ゴワゴワの皮膚になります。

急性段階では、まず赤みとジュクジュクがあるかどうかがポイントになります。赤みは「熱」があり、ジュクジュクは「湿」が溜まっている証拠です。

赤みとジュクジュクが重なっている症状を「湿熱」と呼びます。これが急性の場合の典型的症状です。湿熱タイプの皮膚症状は、頭皮を覆う黄色いカサブタ、顔、体幹の赤いブツブツ、ジュクジュクです。自覚症状は口がよく渇く、便秘気味などです。

湿熱タイプの治療は、熱と湿を取り除くことです。漢方では瀉火利湿顆粒、五行草がよく使われます。

以下、急性段階での診断と、漢方製剤の処方をまとめてみます。

☆湿熱《しつねつ》（ジュクジュク）タイプ

- 症　状＝紅斑、水疱、ただれ、ジュクジュク、脂っぽいフケ、脂っぽいカサブタ
- 有効な方剤＝瀉火利湿顆粒《しゃかりしつかりゅう》、黄連解毒湯《おうれんげどくとう》、茵陳蒿湯《いんちんこうとう》など
- 有効な生薬＝竜胆草《りゅうたんそう》、馬歯莧《ばしけん》（五行草）、車前子《しゃぜんし》、茵陳、土茯苓《どぶくりょう》、地膚子《じふし》、木通《もくつう》、白花蛇舌草《はくかじゃぜつそう》

☆血熱風熱《けつねつふうねつ》（赤みが強い）タイプ

- 症　状＝赤い蕁麻疹《じんましん》、ミミズ腫れ、赤い斑点
- 有効な方剤＝涼解楽《りょうかいらく》、涼血清営顆粒、消風散など
- 有効な生薬＝生地黄《しょうじおう》、牡丹皮《ぼたんぴ》、紫根《しこん》、玄参《げんじん》、赤芍薬《せきしゃくやく》、白茅根《はくぼうこん》、槐花《かいか》、山梔子《さんしし》、馬歯莧、板藍根《ばんらんこん》、羚羊角《れいようかく》

☆熱毒《ねつどく》（重症）タイプ

- 症　状＝広範囲の紅斑、ブツブツ、赤い斑点、腫れ、ただれ、紅皮症、黄色いカサブタ
- 有効な方剤＝黄連解毒湯、瀉火利湿顆粒、涼解楽、涼血清営顆粒など
- 有効な生薬＝金銀花《きんぎんか》、山梔子、竜葵《りゅうき》、連翹《れんぎょう》、九節茶《きゅうせつちゃ》、蒲公英《ほうこうえい》、山慈姑《さんじこ》、天花粉《てんかふん》、紅豆杉《こうとうすぎ》、黄芩《おうごん》、白花蛇舌草、板藍根、黄連《おうれん》、馬歯莧

☆瘀血《おけつ》（ゴワゴワ）タイプ

- 症　状＝暗色の紫斑、青アザ、シミ、暗い色、肌色のできもの
- 有効な方剤＝冠元顆粒、血府《けっぷ》逐瘀《ちくお》湯《とう》
- 有効な生薬＝田七人参《でんしちにんじん》、丹参《たんじん》、川芎《せんきゅう》、凌霄花《りょうしょうか》、灯盞花《とうさんか》、紅花《こうか》

Q2 **慢性段階での種類と治療法を教えてください。**

A2 **体質改善と内臓機能の調整がポイントです。**

波型の図（一一〇ページ）のように、第一段階の症状が安定してくると、第二段階（慢性期）の症状が顕著になってきます。慢性期のアトピー性皮膚炎の特徴はカサカサ、ゴワゴワです。以下、タイプ別に皮膚症状と処方する漢方製剤を挙げてみます。

☆血虚風燥《けっきょふうそう》（カサカサ）タイプ

- 症　状＝カサカサ、フケのように皮がむける。皮膚がたるむ、亀裂、頭皮のフケ
- 有効な方剤＝当帰飲子《とういんし》、婦宝当帰膠
- 有効な生薬＝当帰《とうき》、地黄《じおう》、芍薬《しゃくやく》、何首烏《かしゅう》、阿膠《あきょう》、桑椹《そうじん》、竜眼肉《りゅうがんにく》、沙棘油《サージュ》

☆陰虚内熱《いんきょないねつ》（ほてり）タイプ

- 症　状＝カサカサ、ほてり、のぼせを伴う乾燥、紅斑、口内炎
- 有効な方剤＝瀉火《しゃか》補《ほ》腎丸《じんがん》、八仙丸
- 有効な生薬＝沙参《しゃじん》、麦門冬《ばくもんどう》、天門冬《てんもんどう》、生地黄、玄参、石斛《せっこく》、亀板《きばん》、玉竹《ぎょくちく》、知母《ちも》

☆肝鬱気滞《かんうつきたい》（ストレス）タイプ

- 症　状＝イライラ、怒りっぽい、胸焼け、肌色のできもの、シミ
- 有効な方剤＝星火逍遥丸《せいかしょうようがん》、加味逍遥散
- 有効な生薬＝柴胡《さいこ》、香附子《こうぶし》、陳皮《ちんぴ》、枳殻《きこく》、玫瑰花《まいかいか》、シベリア人参、九香虫《きゅうこうちゅう》

☆脾虚湿盛《ひきょしっせい》（胃腸の弱り）タイプ

● 症　状＝赤みの薄い水疱、ジュクジュク、食欲不振、下痢気味

● 有効な方剤＝勝湿顆粒《しょうしつかりゅう》、星火健胃錠、参苓白朮散《じんりょうびゃくじゅつさん》、黄耆建中湯《おうぎけんちゅうとう》、胃苓湯《いれいとう》

● 有効な生薬＝蒼朮《そうじゅつ》、白朮《びゃくじゅつ》、山薬《さんやく》、茯苓《ぶくりょう》、薏苡仁《よくいにん》、厚朴《こうぼく》、黄精《おうせい》、キノコ、焦三仙

☆脾腎陽虚《ひじんようきょ》（冷え）タイプ

● 症　状＝ジュクジュク、紅斑《こうはん》、丘疹《きゅうしん》（ブツブツ）、鱗屑《りんせつ》、苔癬化《たいせんか》、食欲不振、下痢、冷え

● 有効な方剤＝金匱腎気丸《きんきじんきがん》、参茸補血丸《さんじょうほけつがん》、人参湯

● 有効な生薬＝枸杞子《くこし》、胡桃肉《ことうにく》、杜仲《とちゅう》、冬虫夏草《とうちゅうかそう》、仙茅《せんぼう》、淫羊藿《いんようかく》、補骨脂《ほこつし》、黄精、キノコ

中医学でのアトピー性皮膚炎の治療はオーダーメイドの治療なので、結局は個人個人でケースバイケースとなってしまうのですが、傾向として段階で分けることが可能です。

①急性（赤み、ジュクジュクの治療）＝熱、湿を取り去る。
②カサカサの治療＝カラダに潤いを持たせる。
③症状が落ちついたら、内臓の機能を調節（体質改善）＝素体不足を調節する。

急性段階と比べると、慢性段階の病気の変化はより複雑です。

その段階で、内臓の機能活動、気血津液など栄養分の状態は病変の進行に大きい影響を与えます。

その段階では皮膚炎症を除く対処と内臓機能の調整、さらに気血津液を補うことなどを並行して行なう必要があります。

つまり、「攻める」と「守る」を同時に行なうことになります。

Q3 症状が落ちついても治療を続けなければいけないのですか?

A3 「症状が落ちついた」ことと、完治とは違います。

症状が落ちついたからといっても安心し、治療を中断してはいけません。なぜなら、中断すると体質と皮膚の改善はまだ完全ではないので、再発の恐れがあります。

もちろん、オーダーメイドの治療なので、症状が落ちつけば漢方薬の対処も当然変わります。種類と分量が減っていくことは自然だと言えます。

Q4 コントロールされたかどうかはどこで判断するのですか?

A4 症状の出ていない肌と比べてみてください。

どんなに重度のアトピー性皮膚炎でも、全身くまなく症状が出るということはありません。たとえば手のひら、二の腕の内側、太ももの外側などはかゆみが表れにくく、比較的に綺麗なはずです。その綺麗な部分の肌と比較して、治療したアトピー性皮膚炎の肌が近づいていればコントロールされたと言えるわけです。

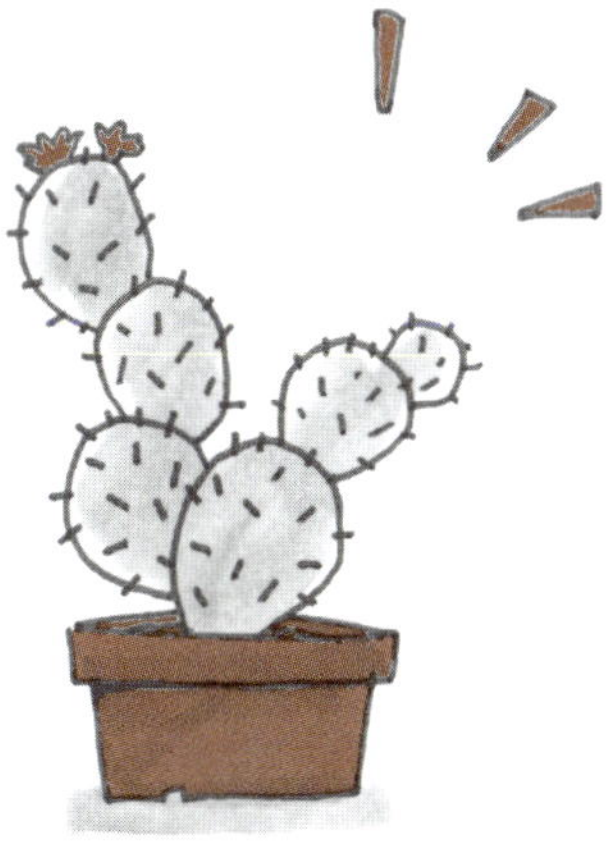

Q5 激しいかゆみにはどう対処すればいいでしょうか？

A5 「掻きグセ」を治しつつ、賢く対処します。

西洋医学では、アトピー性皮膚炎のかゆみに対して抗アレルギー剤、抗ヒスタミン剤を使っています。しかし、アトピー性皮膚炎のかゆみの原因はさまざまであり、しかもアレルギーに起因しているかゆみは三割程度なのです。ですから、かゆみがアレルギーに起因している場合を除いては、抗アレルギー剤、抗ヒスタミン剤は有効とは言えないわけです。

多くのかゆみは、皮膚のバリア機能の破綻が原因です。これはアレルギーのせいではありません。アトピー性皮膚炎患者の皮膚にはさまざまな段階があると述べましたが、どの段階の皮膚でも敏感になっているのが特徴です。

こうなると、ダニや埃（いわゆるアレルゲン）ではなくても、かゆみの原因になってしまうのです。風、気温の高低、紫外線、お風呂に入ってもかゆくなってしまう。外出から帰ってきただけでかゆくなる。これらの刺激がアレルギーと無関係なのは明白でしょう。問題はアトピー性皮膚炎患者の肌の状態なのです。

皮膚のベースが変わってくれれば、かゆみは治まっていきます。前述の二段階の治療法のうち、後半の慢性段階の治療では、主に皮膚のベースを整えるような漢方薬を用います。内臓の機能を調節

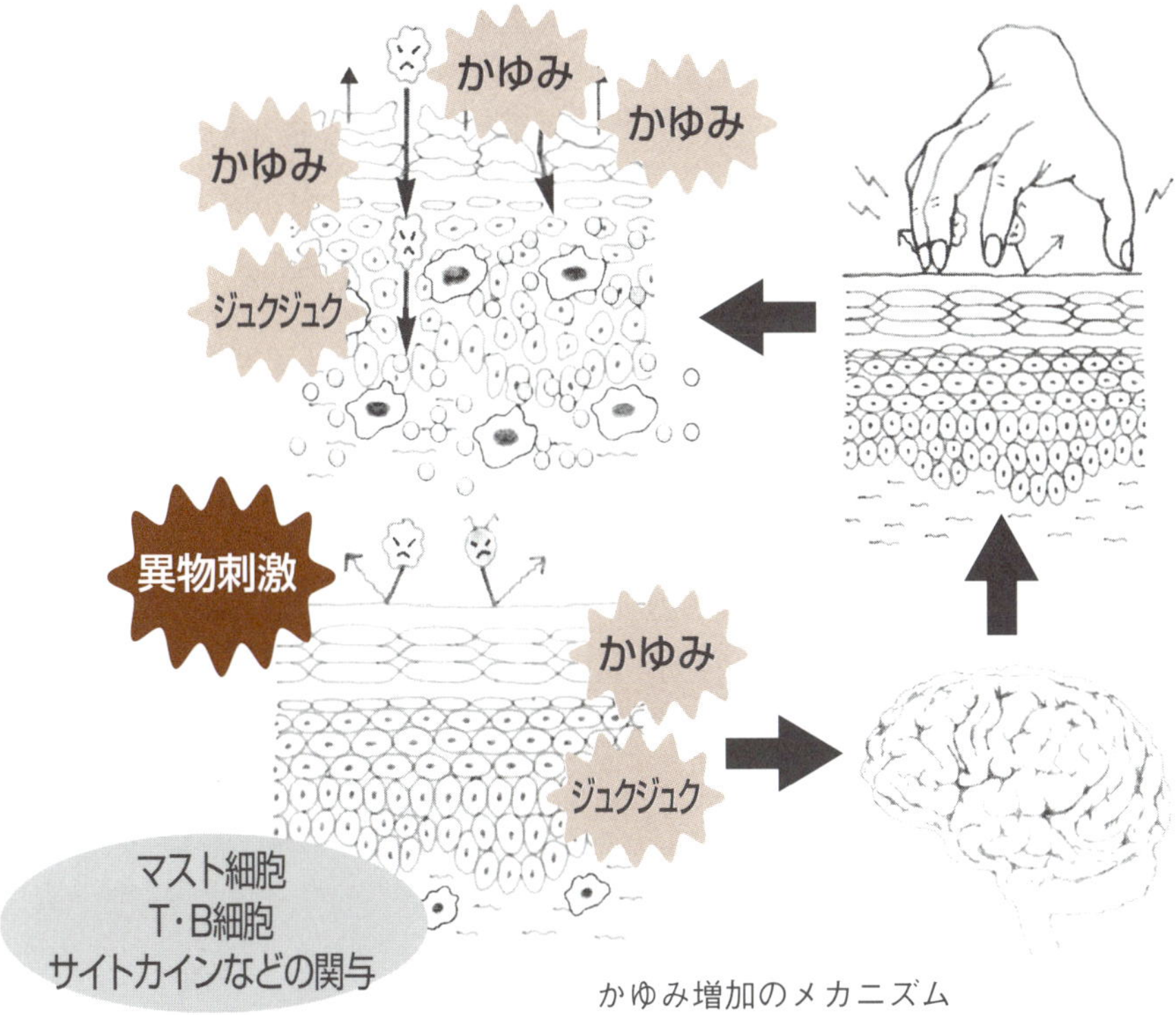

かゆみ増加のメカニズム

し、皮膚を正常に近い状態に戻そうとするわけです。

そして、きちんと保湿クリームなどを使ってスキンケアをしたうえで、かゆみに対処していきます。

まず、なるべく掻かないようにすることが大事です。しかし、それができれば苦労はないわけですね。「絶対に掻かない」ということになると莫大なストレスが患者を襲うことになり、かえって腎の機能を乱すことになりかねません。

本当にかゆいときにだけ、工夫をして掻く――こう考えれば気が楽になるでしょう。

なぜそんなことを言うのかというと、多くのアトピー性皮膚炎患者は、掻くことがクセになってしまっているからです。

別にかゆくなくても、額や手の甲、首筋などを掻いてしまう。掻くという動作が習慣化してしまい、たとえば緊張を強いられたときなどに無意識に掻いてしまうのです。照れ笑いという言葉がありますが、アトピー性皮膚炎患者には「照れ掻き」というものが存在するのです。

掻けば、当然、皮膚はダメージを受けます。すると、掻いているうちに本当にかゆくなってきて、本格的に掻きはじめてしまう――皮膚の健康にとっては最悪のパターンです。

かゆみは精神の状態と密接に関連しています。皮膚は内臓の鏡であり、内臓は精神と深く関連しているからです。ですから中医学では、皮膚の状態、患者のトータルの状態を診断するときに、「どういう情況のときにカラダを掻いてしまうのか」ということに注目します。そして、掻くことがクセになっているのなら、それを自覚してもらい、徐々にでもクセを治していくように指導するわけです。心理的カウンセリングのようなものです。

一方で、本当にかゆいときには注意して掻きます。いや、厳密に言えば掻かないのですが、掻くことの代替案です。左記のテクニックを使います。⑤と⑥はかゆみを近づけない工夫です。

急場のかゆみ対策

①爪を常に短く切っておく……無意識のうちに掻いてしまっても、皮膚が傷つかないように、切りそろえた爪は綺麗に磨いておくこと。

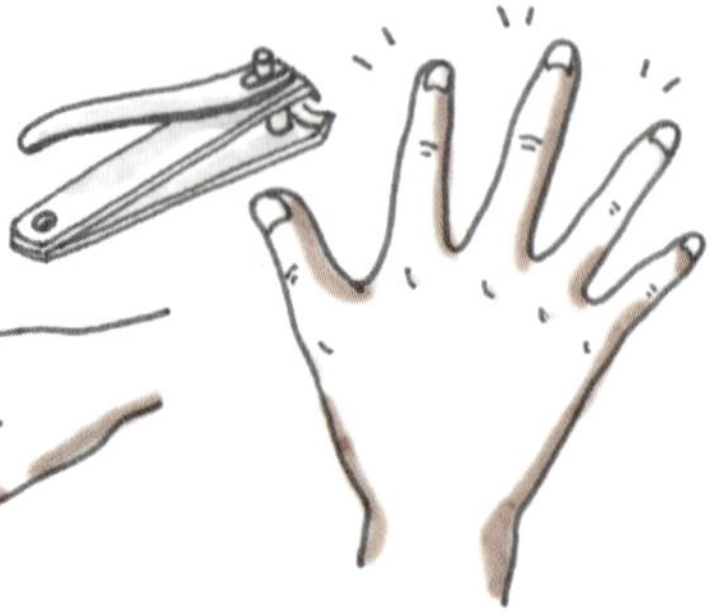
爪は短く切っておく

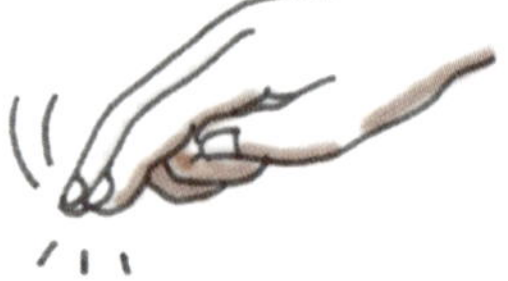
かゆい時は指の腹で優しく患部を叩く

②掻くときは、指の腹で優しくさする……激しいかゆみが襲ってきたら、決して爪を立てずに優しく触って様子をみる。リラックスしてさすれば、かゆみが引いていくことが多い。もちろん、常に手は清潔にしておくこと。もう一つのテクニックとして、たとえば額がかゆい場合、患部に指の腹をあてて、指は動かさずに顔のほうをゆっくりと動かす。こうすれば力が入りすぎることはない。

③優しく叩く……人差し指と中指をそろえて指の腹で優しく患部を叩く。赤くなるまで叩かないこと。

④ドライヤーを利用する……患部に、熱風や冷風を当てる。皮膚を掻いたり叩いたりせずに、かゆみを和らげる効果がある。

⑤熱い風呂に入らない……ぬるめの三八度くらいにする。体温との温度差を作らないことがかゆみを呼ばないコツ。

⑥部屋を加湿する……乾燥がかゆみを呼ぶ。部屋の加湿、クリームでの肌の保湿に努める。

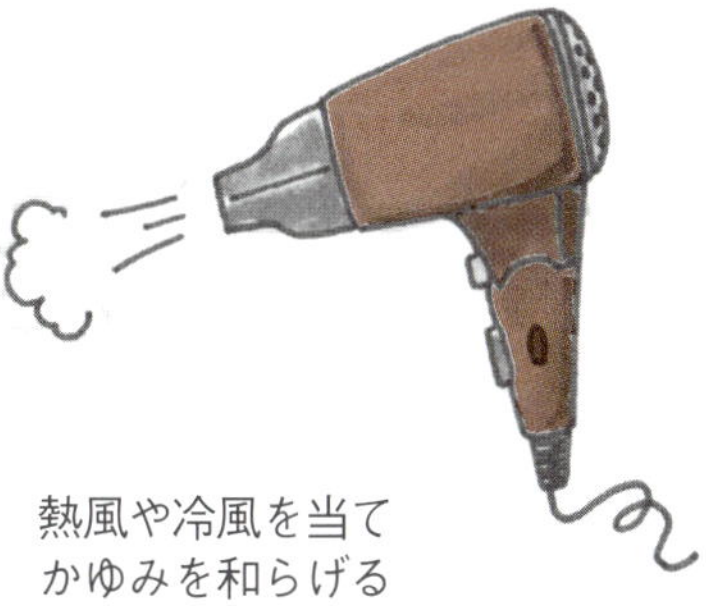

熱風や冷風を当て
かゆみを和らげる

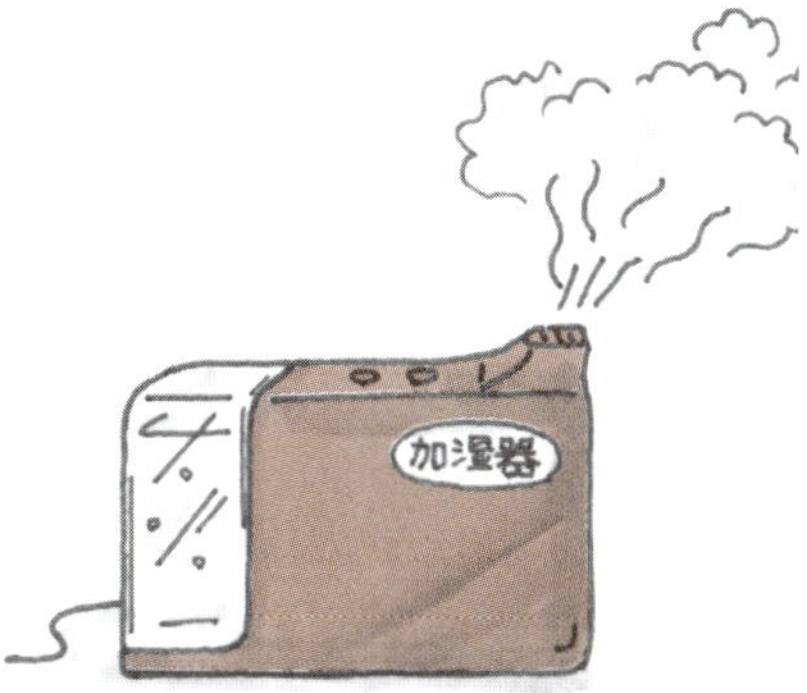

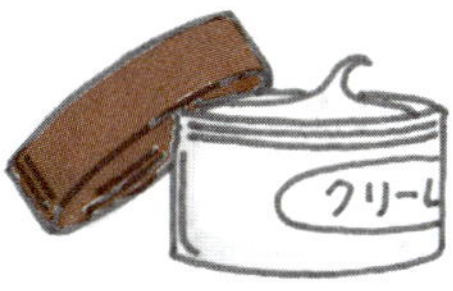

肌が乾燥しないよう
十分注意を

column9

露出部分の症状がひどい成人型アトピー性皮膚炎
——心《こころ》と皮膚の対話③

現代に急増している成人型アトピー性皮膚炎。乳幼児性アトピーが食物アレルギーを原因にしていることが多いのに対し、成人型アトピーはダニやハウスダスト、ストレスなどの環境因子による場合が多いのです。

この事実は、「掻く」という行為と密接に関わりがあります。

環境因子は露出部分の症状を悪化させます。顔、首筋、手などです。そして、多くの成人型アトピー性皮膚炎患者は、しょっちゅう顔や首筋、手の甲を掻いています。

原因は、先にも出てきた「照れ掻き」です。

たとえば人と会ったときに、顔にアトピー性皮膚炎の症状があることが恥ずかしいという心理が働き、無意識のうちに顔に手を触れてしまうのです。症状を隠そうとする心理があるのでしょう。首筋や手の甲も同じです。触っているうちに必ず掻いてしまいます。そして症状はさらに悪化する。悪化すると恥ずかしいからまた触る——悪循環です。

症状を隠そうとする気持ちが、いっそうアトピー性皮膚炎を悪化させてしまうのです。

中医学の治療では、メンタル面のケアを重視しています。緊張しやすい、イライラしやすい、塞ぎ込みやすい――。さまざまな心の問題を漢方製剤で調整します。ストレス＝情志失調というとらえ方です。

心と皮膚の問題は、「心《しん》」と「肝《かん》」のコントロールが大切です。

「心」は循環器系の心臓のことではありません。「心強い」「心細い」という言葉に使われる「精神状態がしっかりとしている」という意味です。この「心」の言葉の使い方は中国からきたもので、「心が広くなると体は太る」という諺《ことわざ》もあります。この場合の「太る」とは「健康になる」という意味です。

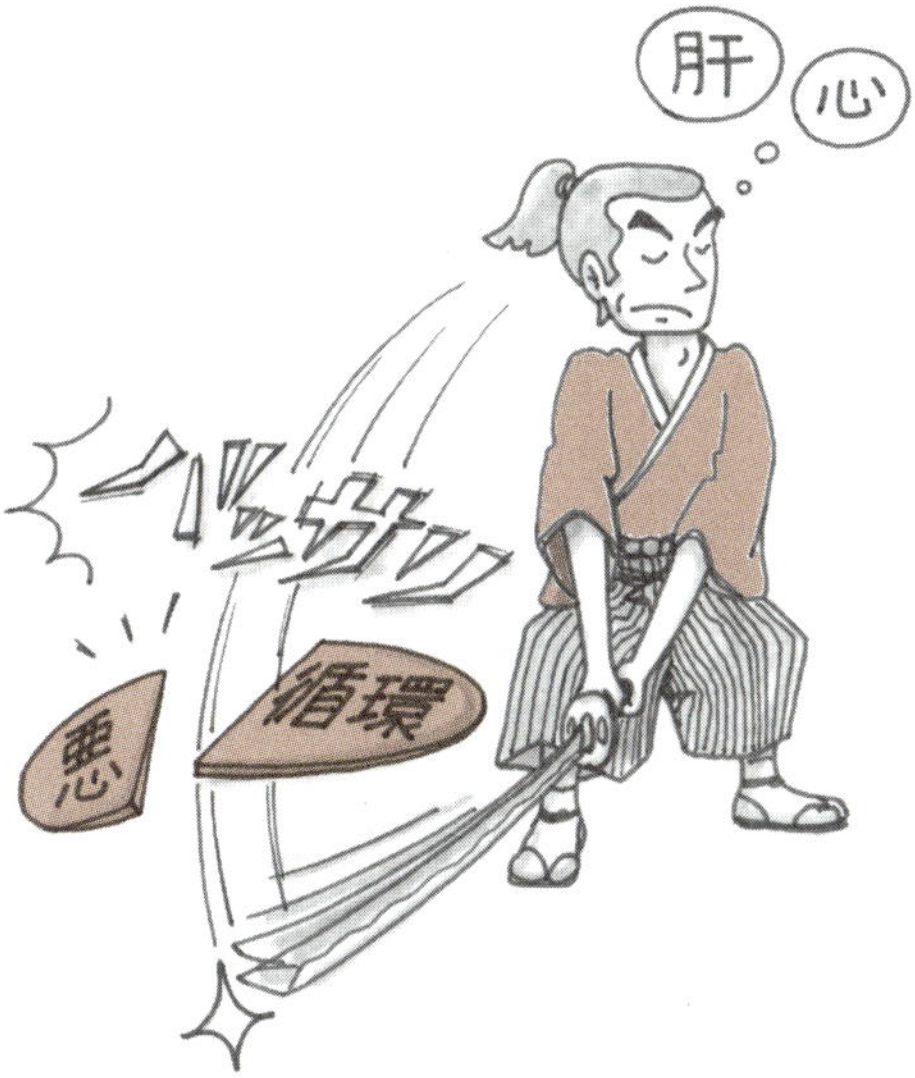

漢方製剤で「心」を養っていくと、不安、不眠、動悸といった不快症状が和らいできます。

「肝」は疏泄《そせつ》作用があります。「疏」は開く、「泄」は詰まっているものを出すという意味があります。簡単に言うと、内臓の調節、内臓と皮膚の調節をつかさどっているのです。「肝」を養っていくと、イライラや怒りやすい性格が和らいでくるのです。

アトピー性皮膚炎の治療を進めるのと並行して、漢方製剤で「心」と「肝」を養ってあげると、治りがぐっと早くなります。気持ちが安定してくることで悪循環を断ち切り、治療に前向きに立ち向かえるからです。

5

養生法

——アトピー性皮膚炎の生活管理

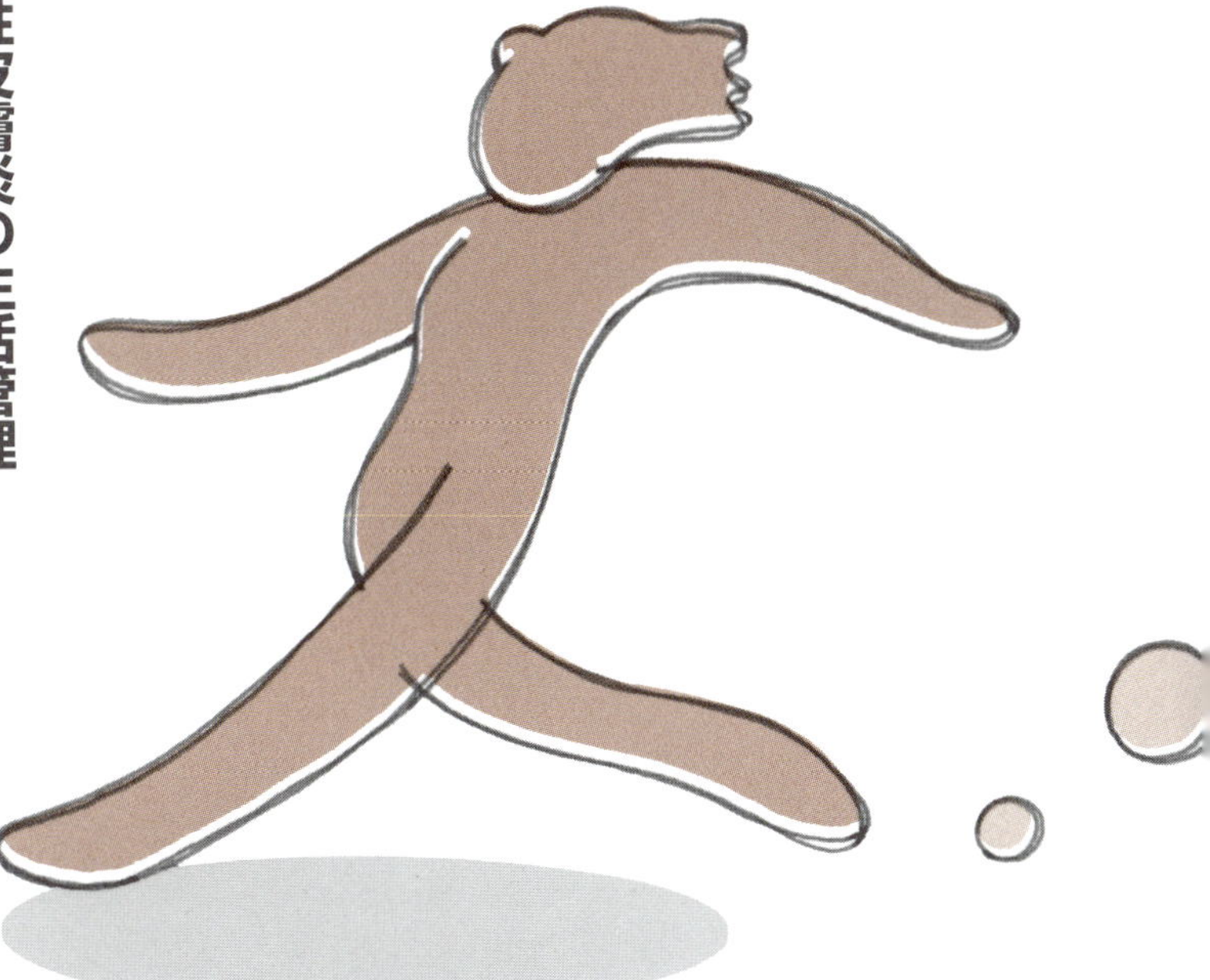

衣《い》・食《しょく》・住《じゅう》・行《こう》

前章まで、アトピー性皮膚炎の発生要因、治療の段取りを解説してきました。

アトピー性皮膚炎は治りにくい症状ですが、完治しないまでもアトピー性皮膚炎の発症を穏やかにして、賢く付き合っていく姿勢がとても大切です。治療五〇パーセント、養生五〇パーセントと言われるくらい、生活管理が大事になってきます。

「衣《い》・食《しょく》・住《じゅう》・行《こう》」の四つの側面を管理することが必要です。「行」は行動、心構えのことです。この四点を工夫することで、患者はアトピー性皮膚炎と穏やかに付き合うことができるのです。

また、アトピー性皮膚炎を抑えるための生活管理は、実は心身にとって素晴らしい恩恵を与えることが多いのです。なぜなら、アトピー性皮膚炎の生活管理は、日本人が不健康に陥りやすい盲点をケアするからです。

アトピー性皮膚炎の症状をケアしながら、QOL（クオリティ・オブ・ライフ）を高めることができるわけです。まさに一病息災、災い転じて福と為す、です。

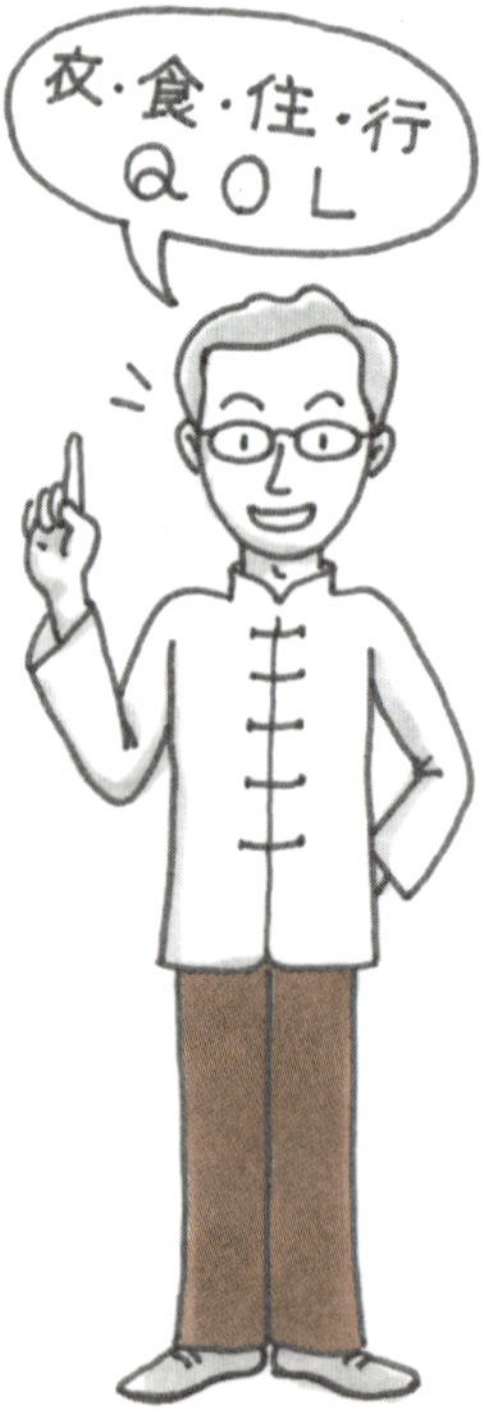

Q1 食事のポイントを教えてください。

A1 冷たい物を避ける、これが原則です。

食べ物には人それぞれの体質がありますから断定はできませんが、おおむねアトピー性皮膚炎に悪い食べ物は指摘できます。

中国では、食べてアレルギー症状を起こしやすいものを発物《はつぶつ》と呼びます。具体的には牛肉、羊肉、エビ、カニ、豆類、魚の一部などです。これらは異種タンパクを持つため、アレルギーを悪化させる危険性があるとされています。ただ、伝統的にエビ、カニ、魚介類は日本人に馴染みが深い食材なので、避けるべきかどうかは、状況に応じて検討してください。

食材もさることながら、ポイントは日本人の調理法にありそうです。

日本人は一般的に「より新鮮」を求めて、ナマの食材を好む傾向にあります。特に魚介の刺身などです。ナマの食材（特に動物性タンパク質）はカラダの中に「湿」を作り出すため、アトピー性皮膚炎には良くないのです。胃腸の機能が低下しているときには、ナマの食材は消化機能をさらに悪化させる可能性があります。

肉にしても魚にしても、十分に加熱調理することが大事です。そして胃腸に負担をかけないよう、よく咀嚼《そしゃく》して飲み込むことです。

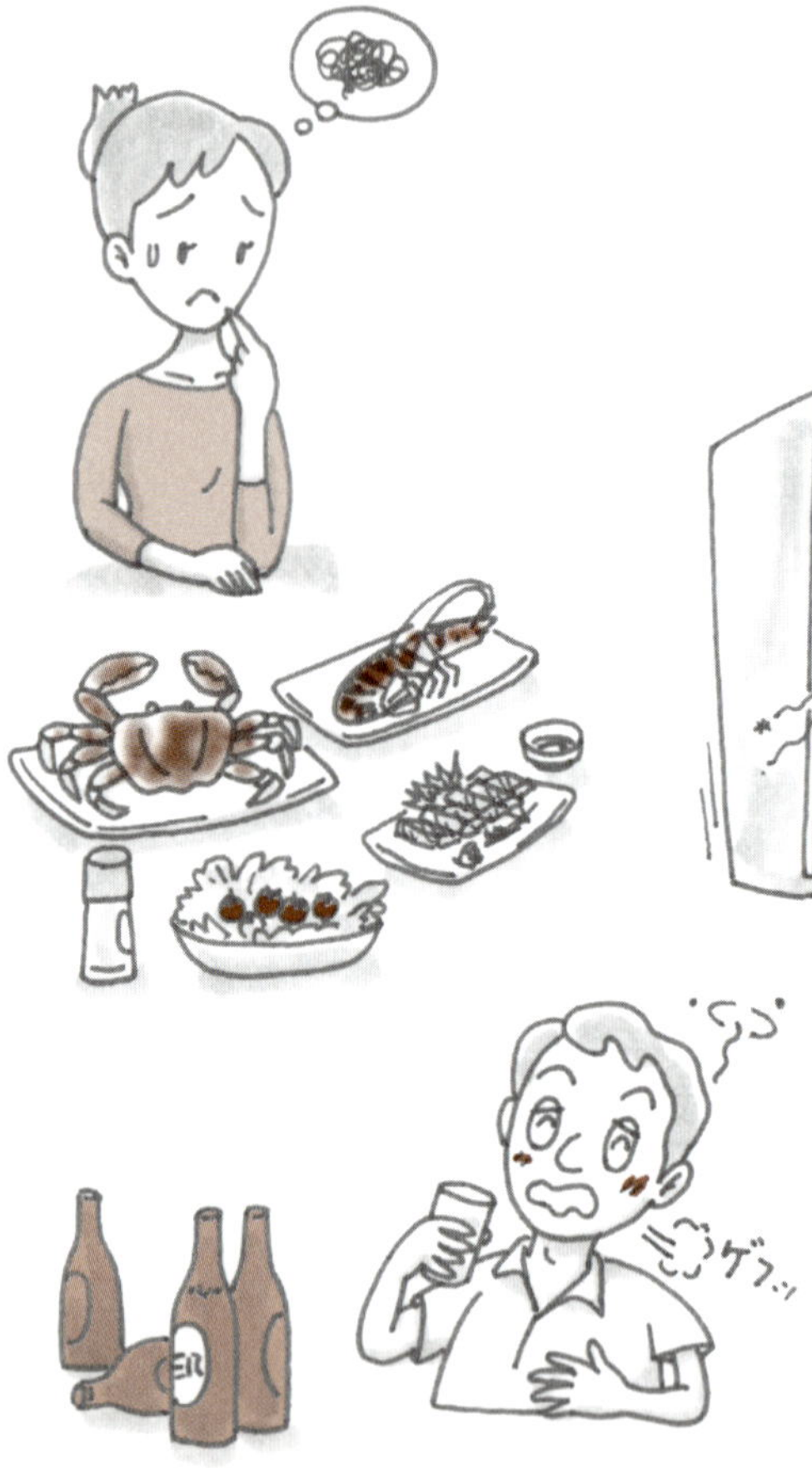

冷たい物は避けた方が良い

概して、冷たい物はアトピー性皮膚炎には良くありません。冷たい飲み物も避けたいところです。子どものアトピー性皮膚炎患者は、その多くが〝冷蔵庫病〟と言ってもよさそうです。冷たい牛乳、冷たいジュース、冷たい麦茶、アイスクリーム……。これは冷たい物を食べることがクセになっているのです。冷たい物は飲むスピードが速くなりがちで、必要以上に飲んでしまう傾向にあります。温度と量とで、胃腸に負担を強いることになるわけです。

冷たい物を控えて、温かいお茶や常温の水を飲むようにすれば、胃腸の負担はぐっと減るでしょう。

成人の場合、アルコールも少量なら結構ですが、冷たいビールばかりを飲むのは良くないのです。お酒ならお燗をしてゆっくり飲むことが肝要です。

お酒を飲むときには二倍の水を一緒に飲むとカラダに負担をかけないなどとよく言いますが、アトピー性皮膚炎の場合は、「湿」が溜まる一方になるのでお勧めできません。温かい物を少しだけ、ゆっくりとたしなむ。この姿勢は身体的にも精神的にも、そして経済的にも優れているのです。

食のアドバイスの最後は、野菜で締めくくりましょう。これもナマではなく、加熱調理してたくさん食べるようにするといいでしょう。調理に使う少量の油は野菜の各種ビタミンの吸収を助け、加熱することで嵩《かさ》が減って食物繊維を大量に摂ることができます。野菜の食物繊維は便通を整えて胃腸の状態を健やかに保ってくれます。

Q2 「住」についてはいかがでしょうか？　ダニ対策には神経を遣っているのですが。

A2 現代日本の住環境は要注意。快適さは両刃《もろば》の剣です。

ダニやカビはアトピー性皮膚炎にとって大敵です。しかし、ダニやカビは、人間が快適だと思える環境が大好きでもあるのです。部屋を清潔に掃除することを前提に、賢い住環境の整備を考えてみましょう。

マンションや鉄筋住宅のように密閉度が高く、外気や騒音から守られているような現代日本の住宅事情は快適なのでしょうが、同時にダニやカビにとっても生息しやすい環境なのです。アトピー性皮膚炎をケアする場合は、その〝快適さ〟を少し犠牲にするくらいの気構えが必要になります。

つまり、昔の日本の長屋のように、ほどよく隙間風が入ってくるような風通しの良い住居に近づける工夫です。ダニやカビは低温と乾燥を嫌うからです。昔の住居の畳と、マンションの畳部屋は雲泥の差で、マンションのほうは下部が吹き抜けていない分、極論すれば〝ダニの培養器〟となっていることも少なくないのです。

マンションや鉄筋住宅に住んでいる場合、小まめな換気は絶対に欠かせません。夏でも冬でも、なるべくエアコンに頼らずに窓を開放する時間を多く作りましょう。

そして、風呂場の掃除も小まめに行なってください。湿気が多い場所なので、カビの発生が深刻

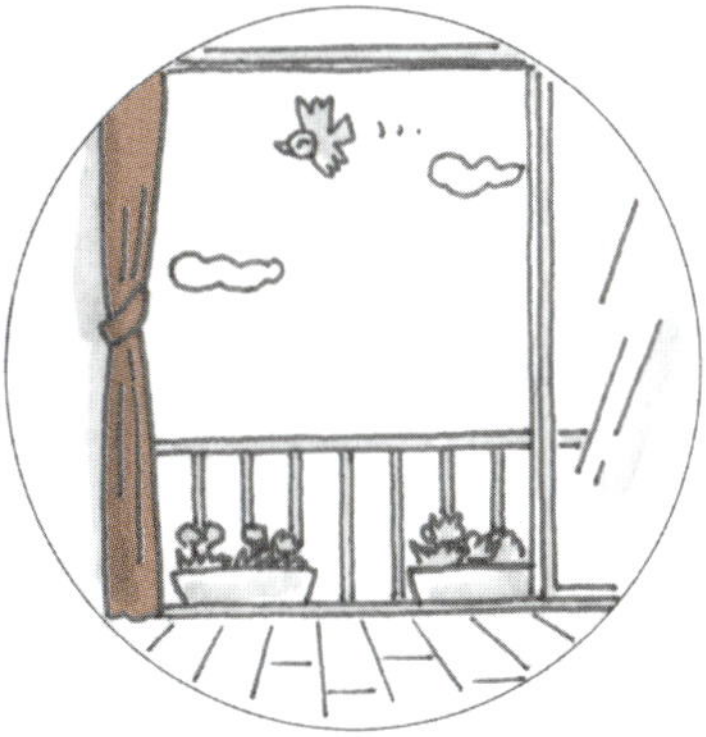
換気に気を配りましょう

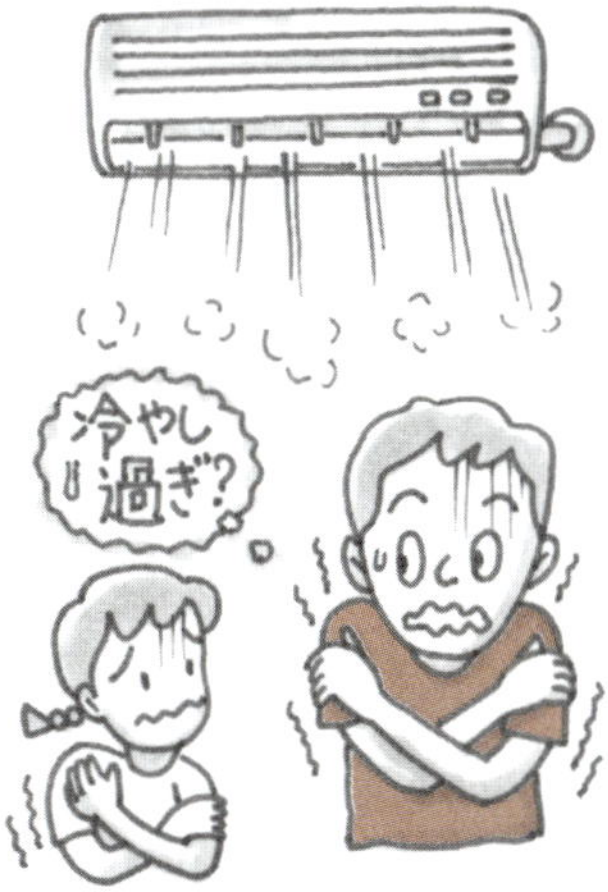

冷房は控え目にすること

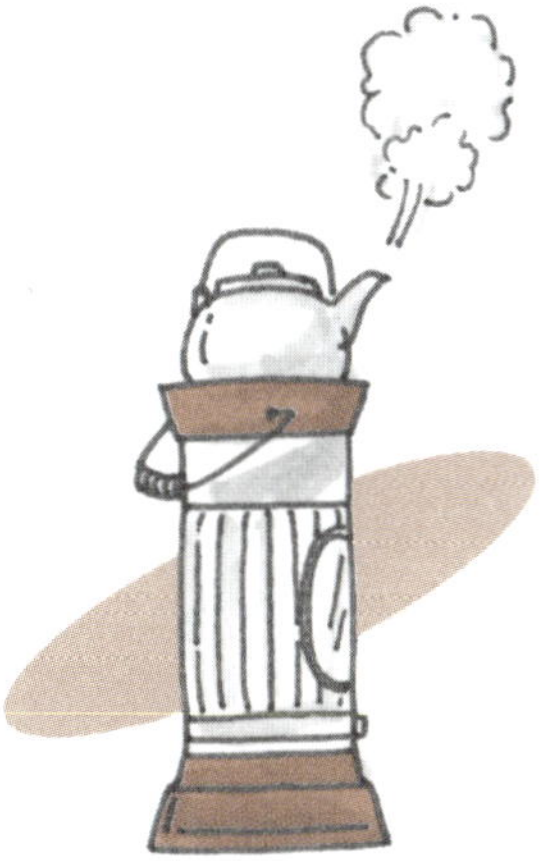
冬季の暖房による乾燥にも
注意が必要です

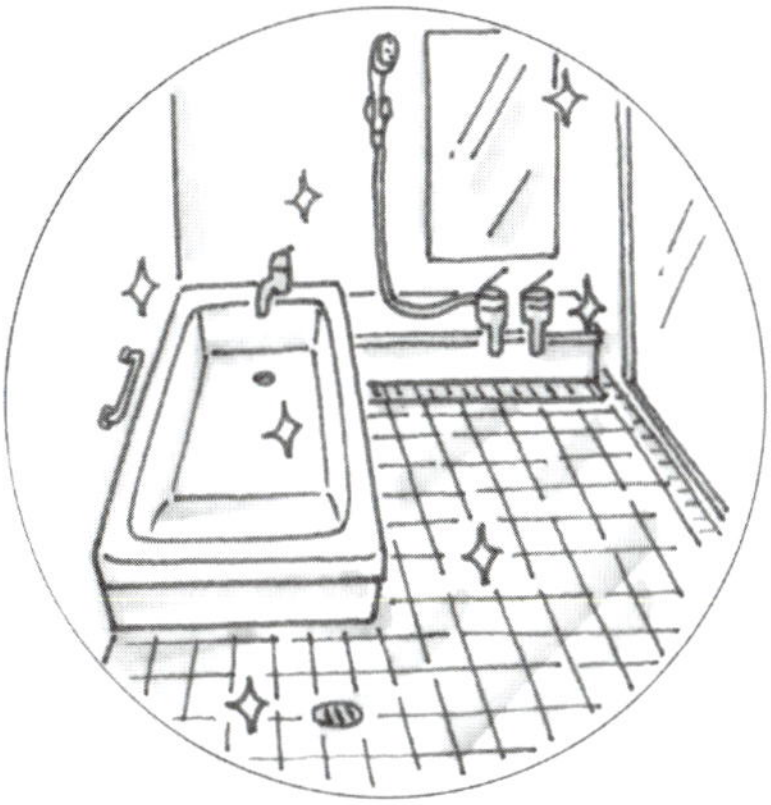
風呂場はカビを発生させない
ように清潔にしましょう

住環境整備の注意点

です。

ただし、日本には四季がありますから、いつでも同じ心構えではいけません。アトピー性皮膚炎の肌にも乾燥は大敵だからです。以下、季節別の住居養生法です。


［春］…頻繁に換気を行なう。花粉症がある場合、一部屋に空気清浄器を備えて、他の部屋を開け放つなどの工夫を行なう。

［夏］…エアコンによる乾燥と低温がアトピー性皮膚炎を悪化させるので、小まめに換気を行なって自然の湿気を部屋に呼び込む。エアコンは温度を抑えて賢く利用する。

［秋］…急激に乾燥する季節なので、スキンケアに注意して、加湿器などを利用する。

［冬］…エアコンの熱風は部屋を極度に乾燥させる。昔ながらのストーブの上にヤカンというのが望ましいが、無理なら加湿器を利用する。換気は小まめに行なう。


要点は、熱い季節にせよ寒い季節にせよ、部屋の状態をずっと一定に保たないということです。窓を締め切ってエアコン任せというのが一番良くありません。部屋の湿度や温度がドラスティックに変化すると、ダニやカビは繁殖することができなくなるのです。

Q3 「衣」で注意することはなんでしょうか？

A3 カラダを冷やさないこと。そして洗剤に注意すること、の二点です。

日本にきてびっくりしたことは、若い女性が真冬でも短いスカートをはいて街を歩いていたことです。

「食」のところでも触れましたが、アトピー性皮膚炎にとってカラダを冷やすことはタブーです。カラダを冷やすと、体の中で「湿」を作ってしまい、アトピー性皮膚炎を悪化させる原因になってしまうからです。

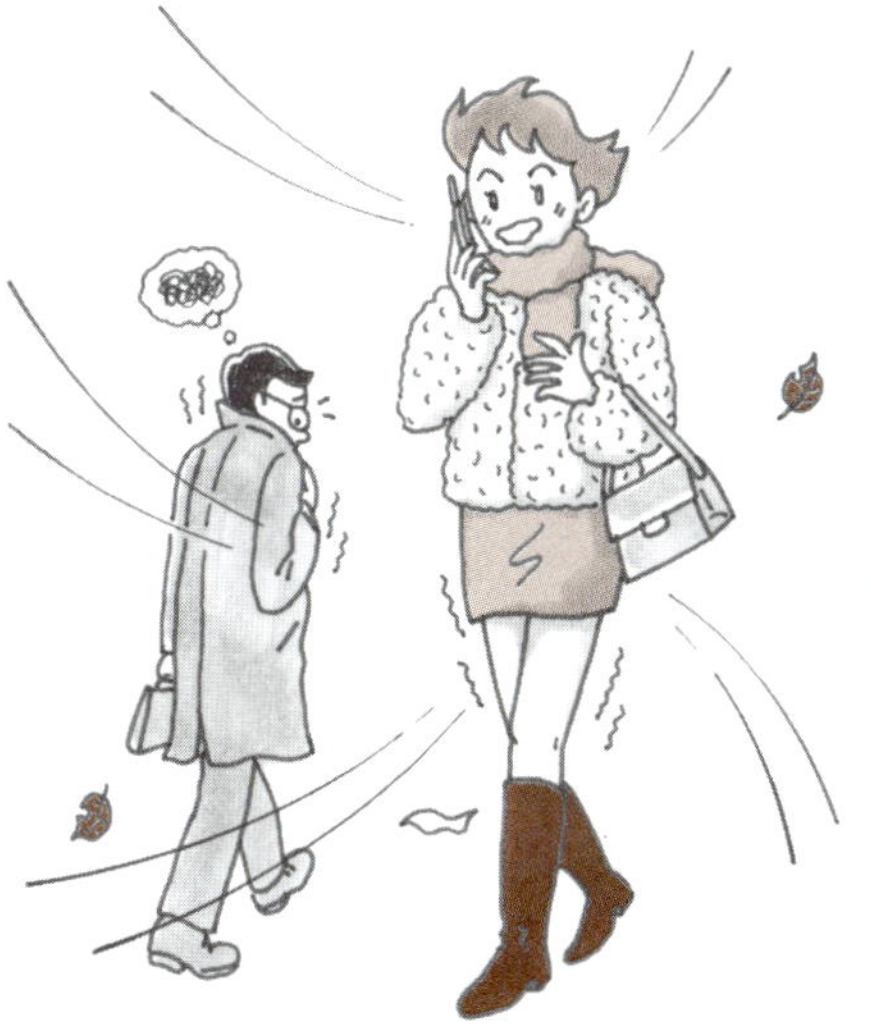

伊達の薄着は考え物です

寒い季節には決して薄着などはせず、カラダを温めてあげることがまず第一です。

そして、直接肌に触れる服の素材に気をつけてください。ウール、化学繊維は肌を刺激してかゆみを誘発します。綿の肌着がベターです。冬場、毛糸のマフラーは残念ながら避けなくてはいけません。低刺激性のアクリル地のマフラーか、厚手の綿のマフラーを代用してください。

そして大事なことのもう一点は衣類の洗い方です。

たらいに洗濯板という時代は、問題ありませんでした。今や、ほとんどの家庭で全自動洗濯機が使われています。日進月歩の技術の改良は「便利さ」をもたらしてくれた反面、「トラブル」も……。全自動洗濯機。ついついたくさんの衣類を入れ、あるいは白さを求めるあまり、洗剤を多めに使用してしまいがちです。いずれのケースにしても、すすぎが十分に行なわれず、衣類に洗剤が残る可能性が大きいのです。

肌に触れる肌着やシャツなどに洗剤が残っていると、アトピー性皮膚炎にとっては非常に良くありません。洗剤の成分は強力なので、かゆみを誘発したり、洗剤そのものがアレルゲンとなって患部を悪化させる危険性が大きいのです。ある患者は、頚の後部だけが炎症がひどく、原因を探っていったところ、枕カバーに行き着いたのです。すすぎきれなかった洗剤が付着していたため、頚の炎症を悪化させていたわけです。

一番良いのは、肌着だけでも無添加の洗濯石鹸で手洗いをする方法です。しかし手間がかかるし、水の冷たい真冬ではなかなか大変です。

ではどうすればいいのかというと、洗剤の量を減らせばいいのです。

肌着や肌に触れるズボン、シャツを洗うときだけ、洗剤を指定の量の二分の一〜四分の一に減らすのです。泥んこ遊びをしてきた子どもの衣服ならいざ知らず、大部分の洗濯は汗や埃を取るために行ないます。だから洗剤はわずかで十分なのです。その結果、洗濯終了後に洗剤が肌着に残留する可能性はほとんどなくなると思います。衣服だけでなく、肌に触れるシーツ、枕カバー、タオル、ハンカチなども同じように洗剤の量を減らして洗濯してください。

Q4 入浴について、注意点を教えてください。

A4 日本人は大の風呂好きですが、アトピー性皮膚炎患者は控えめが原則です。

浴槽にゆったりと浸かれば一日の疲れも吹き飛んでいく——。特に寒い季節のお風呂は精神衛生上優れたリフレッシュ効果を生み出してくれます。

ただし、アトピー性皮膚炎の患者さんには、気をつけなければいけない点が二つあります。洗いすぎと長風呂です。

入浴には確かにリフレッシュ効果がありますが、本来の目的はカラダの汚れを取り去って清潔に保つことです。ではカラダの汚れとはなんでしょう。

日本人のように毎日入浴する場合は、カラダが汚れていません。入浴の主なメリットはその日に浴びた埃と汗を取り払うことです。ですから、石鹸を付けてナイロン製の垢こすりで全身を洗う必要はまったくないのです。端的に言って、日本人は洗いすぎの傾向にあると思います。

「でも、ごしごしやると垢がたくさん出てきます。カラダが汚れている証拠じゃないですか。しっかり洗わないと不潔ではないのですか」

よくそういった質問を受けるのですが、みなさんが垢だと思い込んでいるのは実は皮膚の角質細胞なのです。角質細胞は約二週間で生まれ変わりますから、ごしごしとこすらなくても、湯を浴びているだけで自然と綺麗になるのです。毎日ごしごしやっている人は、再生されきっていない角質細胞を無理やりこそげ落としていることに気づいていないだけなのです。

アトピー性皮膚炎の患者さんは、皮膚に潤いを与えるためにスキンケアが必要です。過度の洗浄は、ただでさえデリケートな皮膚を破壊してしまう危険性があります。

ごしごしと洗わないにしても、長時間の入浴でも皮膚から皮脂膜が抜け出して乾燥肌の原因となってしまいます。

アトピー性皮膚炎を悪化させない、お勧めの入浴法を紹介しましょう。

お肌に優しい入浴法

・短時間入浴を心がける。
・湯槽に浸かる時間は、トータルで一〇分以内とする。
・湯の温度は三八度くらいに設定する。
・頻度は二、三日に一度で十分（夏場は毎日でも可）。
・絶対に垢こすりは使わない。綿のタオルの摩擦さえも避ける。
・一週間に一度くらい、無添加低刺激性の石鹸を泡立ててカラダに付け、優しくさすって洗い流す程度で良い。これで古い角質細胞は綺麗になる。
・シャンプーも無添加、低刺激性のものを使う。添加物の多いシャンプーは頚や手などに付着して、症状を悪化させる。

・さら湯よりは保湿成分配合の入浴剤などを入れたほうが良い。ただし市販の入浴剤には添加物が多く含まれていることもあるので注意する（添加物はアトピー性皮膚炎の症状を悪化させる）。薬草などを入れる工夫が望ましい。

また、日本人が大好きな温泉ですが、成分によってアトピー性皮膚炎に良い温泉と悪い温泉があります。いずれにしても、入浴の後は必ず保湿クリームを塗るなどのスキンケアをする必要があります。

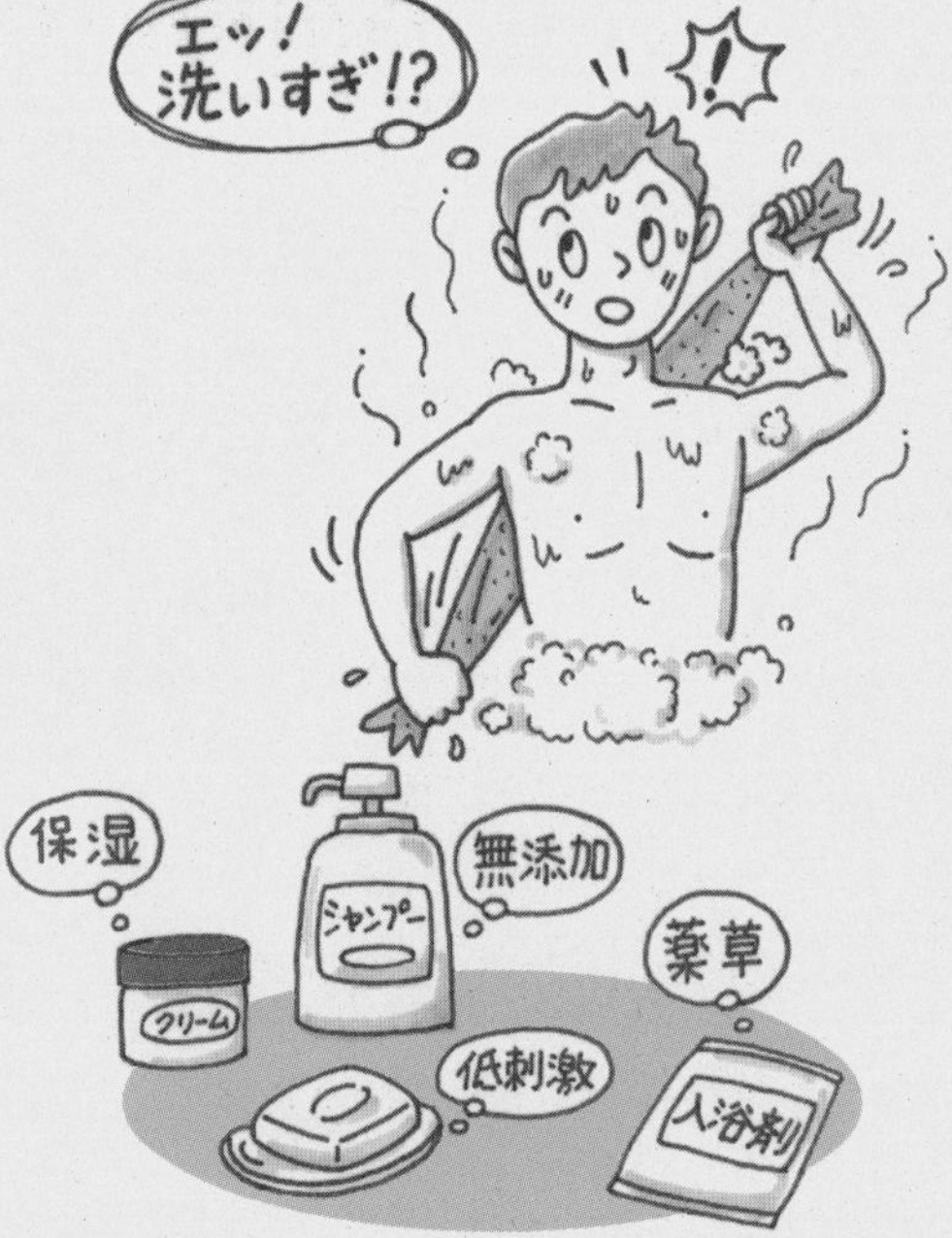

よく、お年寄りが長々と温泉に浸かっている姿をみかけますが、そういう習慣も手伝って老人性の乾燥肌が進行してしまうのです。

リラックスできてリフレッシュできる入浴は一日の中でも楽しいひとときですが、アトピー性皮膚炎を治すためには、意外にも「三日に一度の不精風呂。カラスの行水」が良い方法なのです。

column10

沙棘《サージ》クリーム

中医学でのアトピー性皮膚炎の治療法で用いる「薬」は、体質改善といった見地から、どうしても飲み薬（漢方薬）がメーンとなります。しかし、決して塗り薬の効果を軽視しているわけではありません。荒れてしまった肌に、健全なバリアを張るための優れたクリームも開発されています。

アトピー性皮膚炎治療に切札的な効果を発揮する外用クリーム、それが「沙棘クリーム」です。

沙棘は「生命の果実」と呼ばれ、古来より美肌成分の宝庫として知られていました。

沙棘の学名は「Hippophae」で、語源はラテン語の「Hippo=馬」、そして「phae=輝く」の組合せから来ています。

古代ギリシャには、「重病を患った馬でも沙棘の林に放牧しておくと、元気になる」という話が残されています。

さらに時は経過して、十三世紀の中国。ジンギスカンの厳冬期の遠征。険しい山を越えるうちに、足を痛める馬が続出したそうです。何しろ遠征中のこと、ジンギスカン率いる軍団は傷ついた馬たちを食料もない厳冬の山中に放置せざるをえませんでした。

何年かの後、軍団が再び、その山中に差し掛かると、なんと、なんと、放置した馬たちが走り寄って来たのです。足の傷も治り、たてがみは黄金色に輝いて……。その山中は沙棘の林で、馬たちは沙棘の実を食べて健康を取り戻した、という話です。

また、旧ソ連の宇宙飛行士は「無重力状態を克服するのにとても有効だった」と証言しています。このケースでは沙棘が放射線からの保護作用がある……と。

今もなお沙棘は、中国、チベットや内モンゴルの標高二千メートル以上の高山に自生する天然植物です。ビタミンEやビタミンA、フラボノイドの含有量が果樹植物の中でも抜きん出ていて、強力な抗酸化作用を持つことから、「美肌を作る」と注目されていました。

沙棘には三つのパワーがあると言われています。

1　細胞レベルから皮膚の弾力をサポートする。肌の張りを蘇らせ、シワを減らす。
2　皮膚細胞のキメを整え、潤いを保ち、乾燥から肌を守る。
3　紫外線によるダメージから肌を守り、シミ、ソバカスを防ぐ。皮膚細胞の再生力をアップさせる。

この沙棘の実を主成分として、「エゾウコギエキス（シベリア人参エキス）」「真珠抽出エキス」「山楂《さんざ》子《し》」「桑白皮《そうはくひ》」などの天然成分を配合したモイスチャー・クリームがアトピー性皮膚炎の治療をサポートするわけです。もちろん、ステロイド外用剤とは異なって副作用は一切ありません。特に乾燥傾向の強い肌、顔への使用に効力を発揮します。

実際に顔に塗ってみると、肌が拒否反応を起こすこともなく馴染んでいくのが実感できます。なめらかでよく伸びるクリームです。アトピー性皮膚炎の乾燥肌のケアにはもちろん、美容としても最上のものと言えるでしょう。

また、強力な抗酸化作用を内服用としてとり入れるよう、「紅沙棘《ホンサージ》」「沙棘精《サージセイ》」「心沙棘《シンサージ》」といった製品も開発されています。

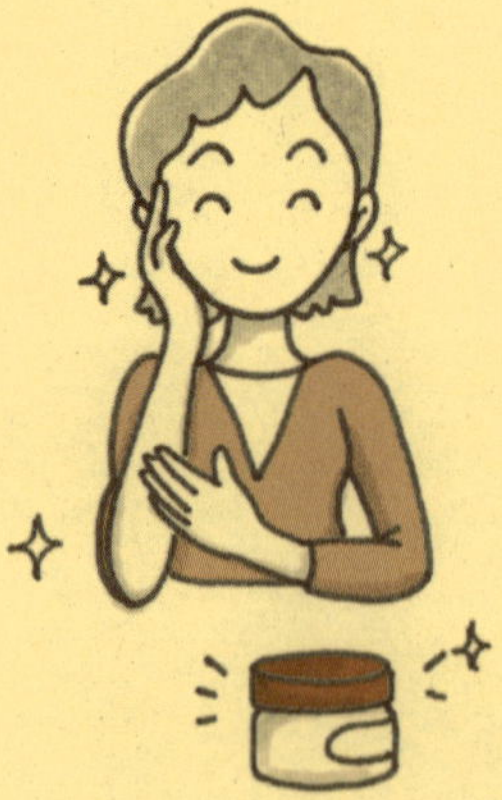

Q5 「行」についての生活管理を教えてください。

A5 スキンケアを中心に、季節ごとに生活を考える管理方法です。

「行」は人間の行動全般を意味します。大変範囲の広いものなので、ここではアトピー性皮膚炎の生活管理に関する六つのポイントを挙げることにしましょう。

1　皮膚を掻かないこと

第4章で詳しく解説しましたが、かゆいから掻きたくなるのは自然な反応です。しかし、掻くと皮膚に絶対に良いことはありません。ツメを立ててがりがりと掻いたら、積み上げてきた治療をいっぺんでフイにしてしまいます。

ですから「衣・食・住」、そして「入浴」でカラダがかゆくならないような養生をするわけですが、それでもかゆくなったときが正念場となります。

かゆみを抑える決定打はないのですが、なんとかかゆみをだましながら、皮膚を掻かないで済むテクニックは第4章で挙げたとおりです。

2　紫外線を浴びないこと

過剰な紫外線浴は健康な皮膚にとっても毒です。皮膚のバリア機能の弱っているアトピー性皮膚炎患者にとっては猛毒にもなりかねます。

太陽の光にまったく当たらないように……と神経質になる必要はありませんが、紫外線の強い時間帯（午後二時ごろ）には外出しない、外出しても長袖のシャツをはおったり、日傘をさして肌を直射日光から守るなどの工夫が必要です。

3　便通に気をつけること

老廃物の排泄が滞ると、皮膚へのトラブルの原因となってしまいます。決め手は熱を通した野菜をよく咀嚼《そしゃく》してたくさん食べることです。食物繊維がポイントです。

4　ストレスを避けること

これができれば苦労しないのでしょうが、ストレスがアトピー性皮膚炎の症状を悪化させるのは事実です。ストレスをなくすことは不可能でも、減らしたり避けたりすることは工夫次第でできるはずです。

人によってストレスの原因はさまざまでしょうが、たとえば対人関係ならば、一緒にいてイライラするような人とはなるべく会わないようにするとか、あるいは物事に優先順位を決めて、嫌なことから先に片付けていくとか、少しでも気持ちがラクになるような工夫を施せばいいのです。

アトピー性皮膚炎が悪化すること自体も大きなストレスなので、その悪循環をなんとか断ち切るよう、ストレスから遠ざかってください。

5　感染を予防する

第４章で解説したとおり、アトピー性皮膚炎の患者は皮膚のバリア機能、免疫力が弱っているので、感染症にも罹《かか》りやすいのです。そして感染症はアトピー性皮膚炎の症状を悪化させます。冬のインフルエンザなど、感染症を予防することが肝要です。

6　スキンケア

最後になりましたが、アトピー性皮膚炎の養生法でもっとも大事なのがスキンケアです。具体的には、「ウ・ツ・ナ・ハ・タ・ケ」を常にチェックするようにしてください。

ウ……潤い　　ハ……張り
ツ……ツヤ　　タ……弾力
ナ……なめらかさ　　ケ……血色

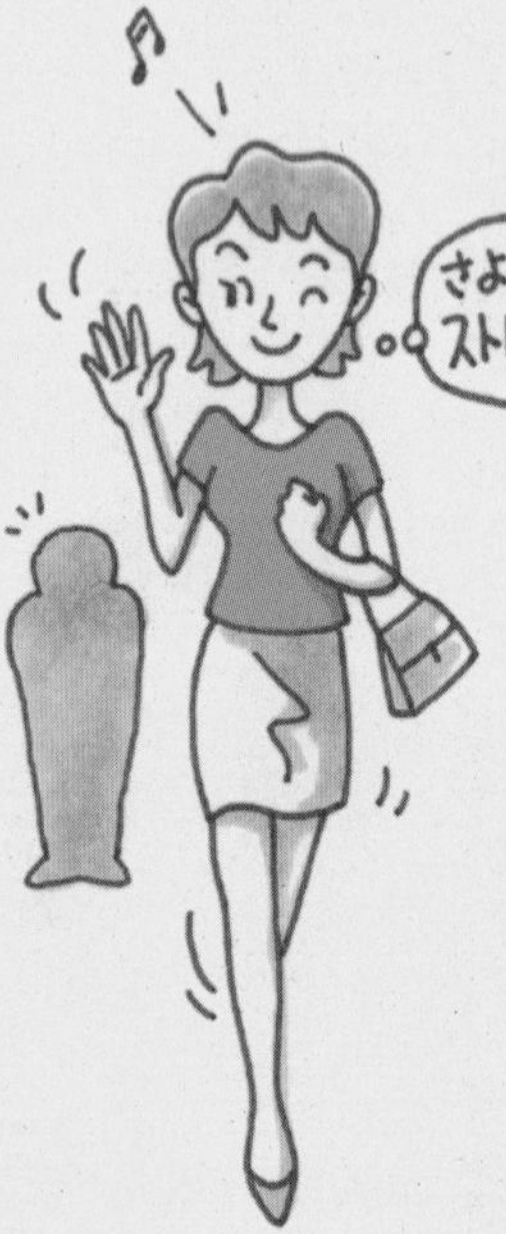
さよなら
ストレス君!

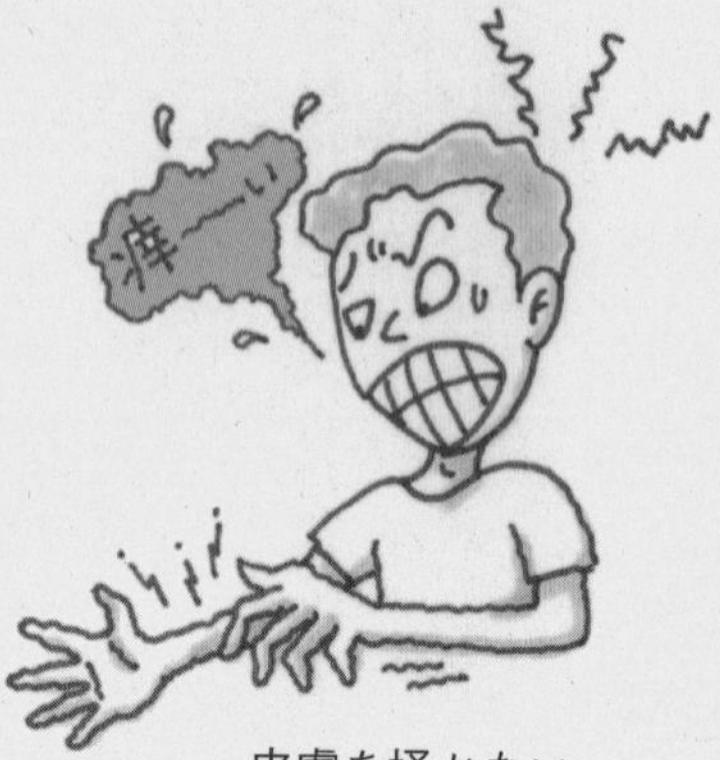

皮膚を掻かない

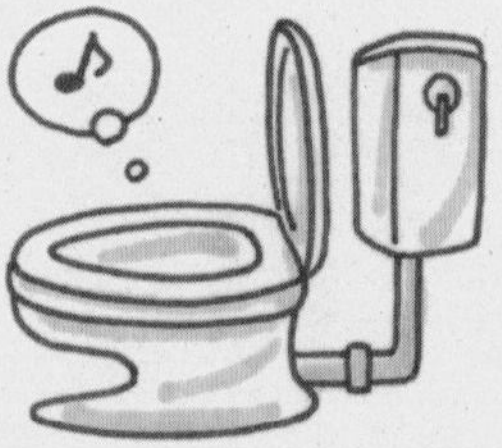

便通を良くする

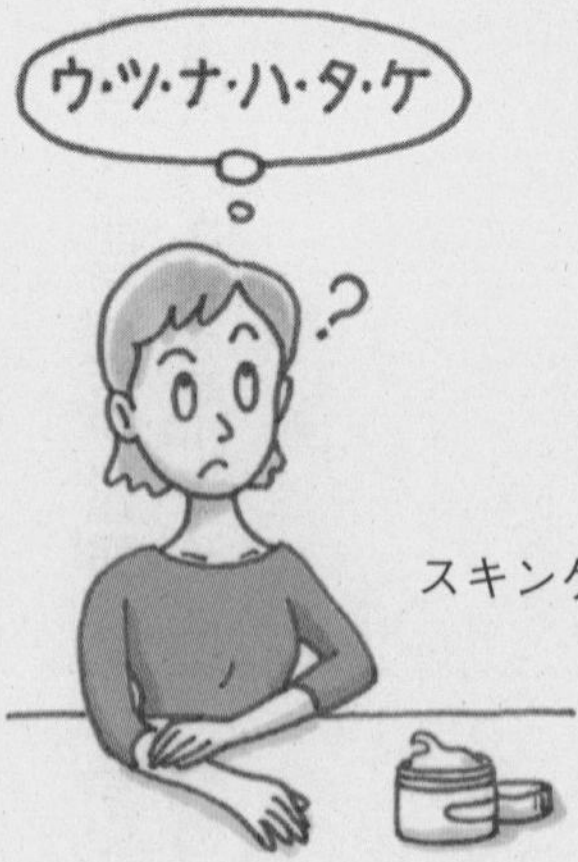
ウ・ツ・ナ・ハ・タ・ケ

スキンケアに心がける

この六点が正常なら問題なしです。しかしアトピー性皮膚炎の発症部分の皮膚を観察して、六点のうちなにかが欠けていたら、皮膚のバリア機能が低下して症状が悪くなります。それを見極めて、速やかにクリームなどで人工的なバリアを作らなくてはいけません。これが真の意味でのスキンケアです。

面倒がらずに、自分の肌の「ウ・ツ・ナ・ハ・タ・ケ」を観察し、すぐに対処することがアトピー性皮膚炎の治療にとってはとても大事です。第4章での治療の段取りを経て、症状が相当良くなっても、最終的に自分の皮膚を管理できるのは患者本人です。これが「治療五〇パーセント、患者五〇パーセント」の真意なのです。

次に、季節ごとの「行」のポイントを挙げておきましょう。

○春○

一番気をつけて欲しいのは、花粉症です。アトピー性皮膚炎の患者はアレルギー体質なので、アレルギー性鼻炎を併発する可能性も高いのです。

もし花粉症が発症すると、アトピー性皮

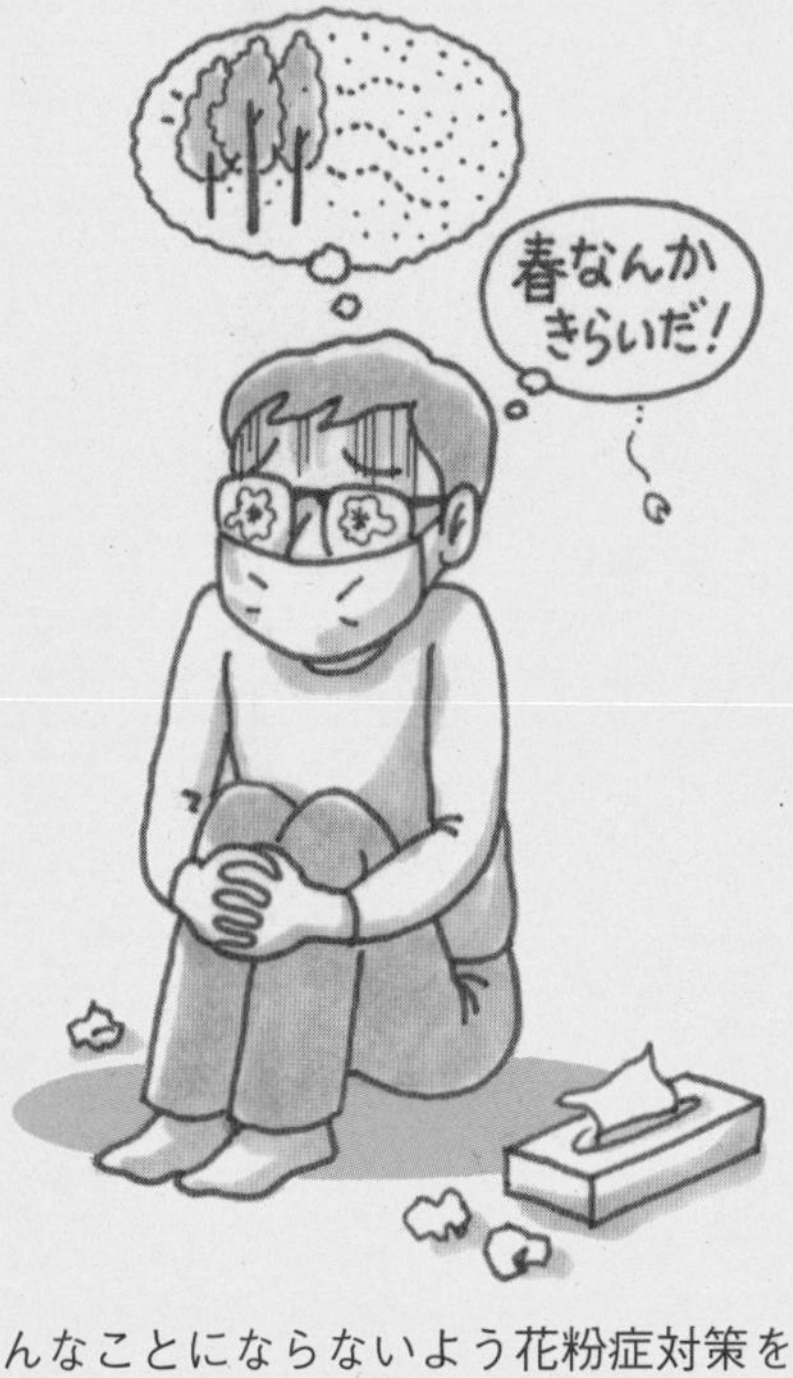

こんなことにならないよう花粉症対策を

膚炎も悪化します。これは花粉症が全身的にアレルギーの炎症を作ってしまうためです。

どうすればいいのかというと、冬のうちから花粉症の対策を講じておくこと。これに尽きます。

漢方製剤には花粉症に著効を示すものが多く、患者の「証」に応じて、春になっても症状が極力軽くなるような対処が可能です。花粉症対策を講じておけば、春にアトピー性皮膚炎が悪化する心配はなくなります。

○梅雨時○

湿気の多い時期なので肌の乾燥は防げますが、患部がジュクジュクしやすくなる時期でもあります。

また、梅雨時は胃腸の働きが鈍りがちなので、冷たい物を控えることが重要です。

とりわけ梅雨時には、温かい物をよく咀嚼して、胃腸を労《いた》わってあげるといいでしょう。カラダに余分な水分が溜まりやすいので、利尿作用のあるサツマイモ、山イモ、冬瓜《とうがん》を食べるのもお勧めです。この時期は有酸素運動（ウォーキング、ジョギングなど）をして汗を多めにかくのも非常に有効です。

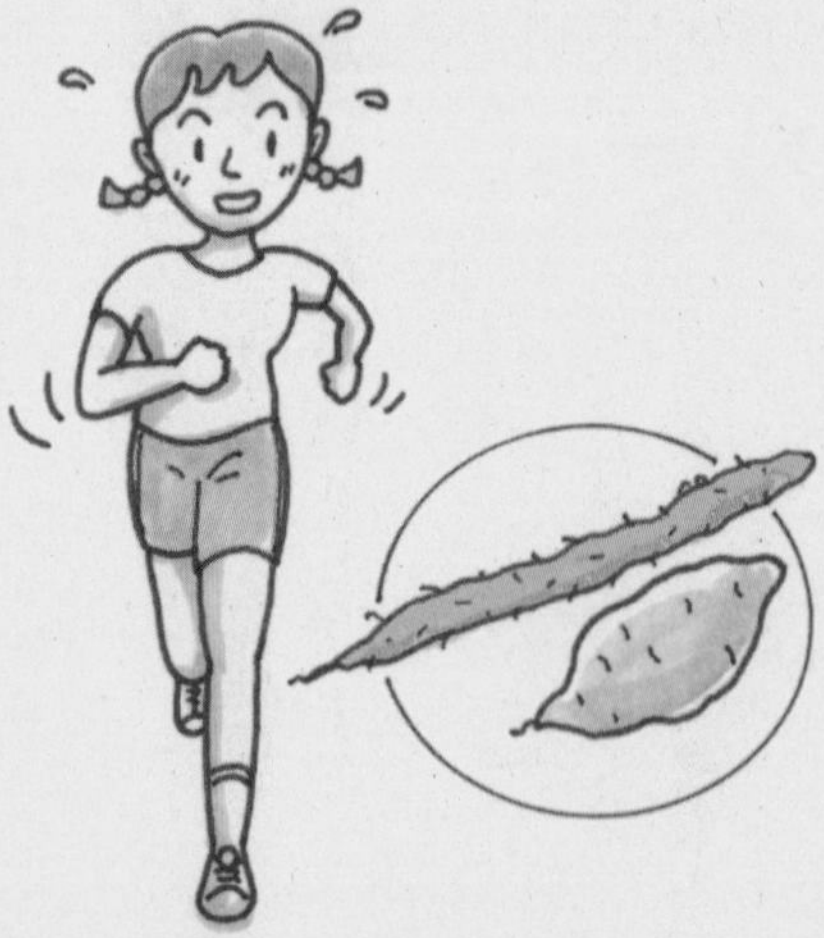

○夏○

夏はアトピー性皮膚炎が最も悪化しやすい季節です。

熱が体内にこもりやすく、冷たい物をどんどんとり入れてしまいがちな季節だからです。

まず夏の強い陽射しに気をつけてください。そして汗を小まめに拭くことが大事です。汗をかいたままにしておくと、塩分やその他の分泌物が肌を刺激してしまうのです。また雑菌も繁殖しやすくなります。コツは乾いたタオルではなく、濡れタオルで肌を優しく拭くことです。乾いたタオルだと汗の刺激成分が肌に残ってしまうのです。

梅雨時と同様、利尿作用に優れた食品を選ぶことも大事です。

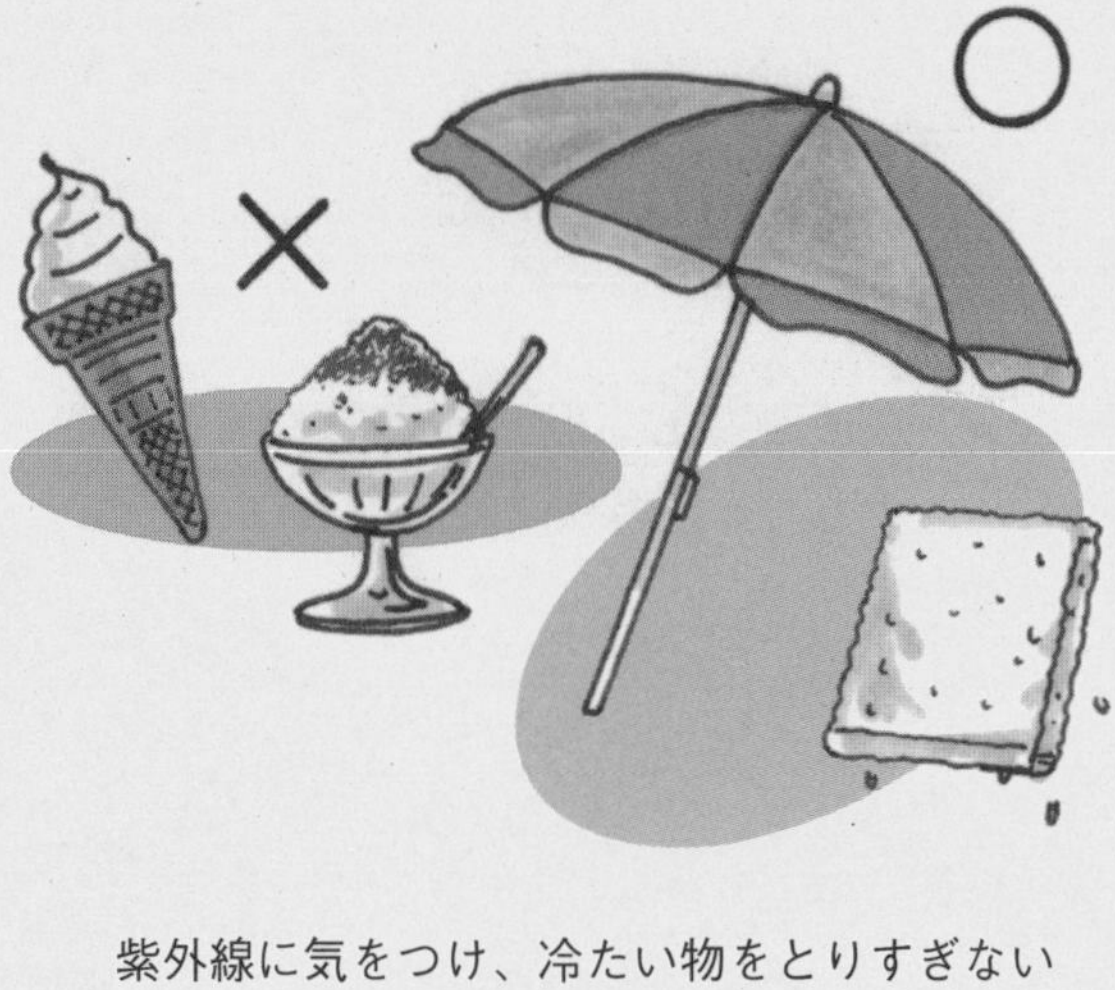

紫外線に気をつけ、冷たい物をとりすぎない

○秋、冬○

湿気の多かった夏から、一転して空気が乾いてきます。この時期もアトピー性皮膚炎には要注意

です。

スキンケアに気を配るのは当然として、カラダの中から潤いを浮かび上がらせるような食べ物をとるようにします。

急激に乾燥する秋には「肺」の機能を補う銀杏、ハチミツ、ビワ、白キクラゲなどがいいでしょう。

冬には「腎」に潤いを与える山イモ、胡桃《くるみ》、黒キクラゲ、ザクロなどが適しています。

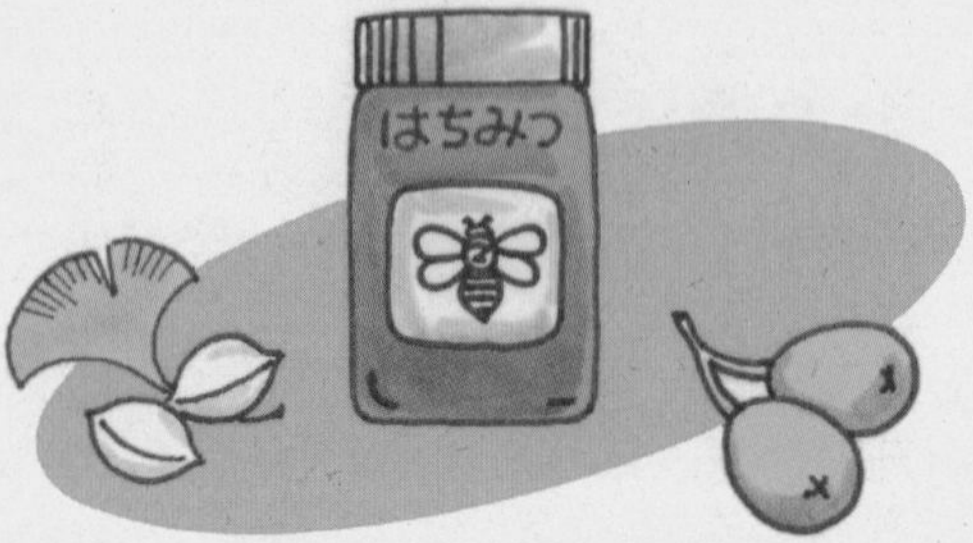

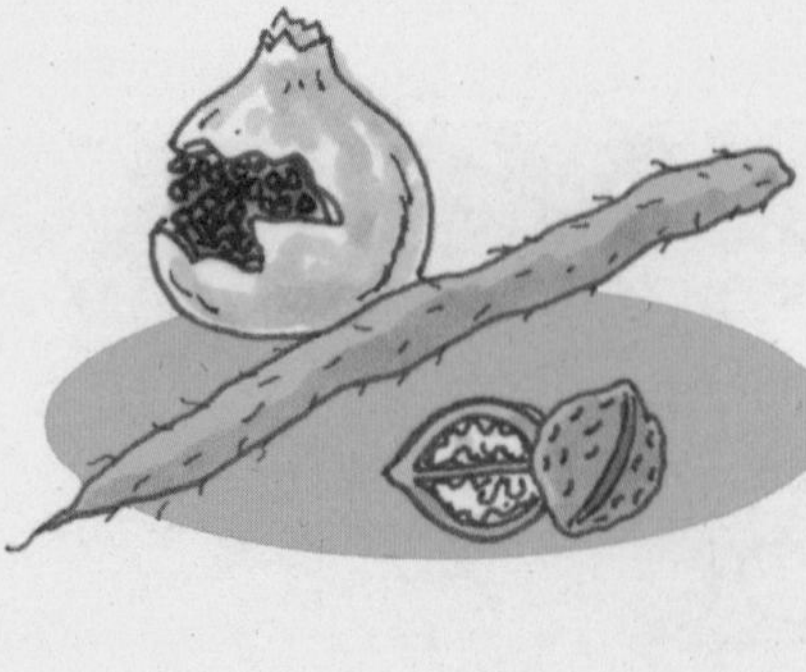

あとがき

「アトピー」という言葉が世界で初めて学術論文に登場したのが一九二三年。そして日本に紹介されたのが一九六〇年のことです（二四ページ参照）。

中医学を生んだ我が中国では清朝（一六四四～一九一二年）に入って一六六五年に、劉　祁《りゅうきこん》によって書かれた『外科大成』の中で、「四弯風《しわんふう》」の名で紹介されたのが最初だと言われています。

古い時代には存在せずに、新しい時代に登場した……ようするに「アトピー性皮膚炎」は文明の落とし子であり、言い換えれば人間が作り出した病気ということになります。

アジアの中で文明の最先端を走り続ける日本。その日本に来てまず驚いたのは、アトピー性皮膚炎の高い発病率でした。

参考までに、平成四年度に厚生省が行なったアトピー性疾患実態調査によるデータをご紹介しましょう。

今までに「アレルギー疾患です」と医師に言われたことがある子どもさんは、乳児六・六パーセント、一歳六ヵ月児二四・九パーセント、三歳児三八・九パーセント。そのうち、アトピー性皮膚炎は、乳児六・〇パーセント、一歳六ヵ月児一九・〇パーセント、三歳児三一・二パーセントと、乳幼児期のアレルギー疾患の大部分を占めているのです。

そして、次に驚いたのは治療の難しさでした。特に成人タイプのアトピー性皮膚炎は、薬を使用しているときには落ち着いていますが、薬を中止した後、再発することが多くみられます。

なぜ発病率はそんなに高いのでしょうか?

なぜこんなに治療が難しいのでしょうか?

その理由は、残念ながら、今のところはっきりした答えが出ていません。

しかし、さまざまなケースに対処してきた結果、病の本質を端倪《たんげい》することができたと思っています。

アトピー性皮膚炎は単なるアレルギー反応だけではなく、肌の乾燥、角質層の破綻が、皮膚炎が繰り返して再発する基盤になっている……と。

アトピー性皮膚炎の患者さんのほとんどは内臓のどこかに問題を抱えています。さらに生体バイオリズムの乱れ……。肌は内部から作られるわけですから、肌の修復は困難なものになってしまいます。ようするに治療を続けているのになかなか治らない、ということです。

破綻した肌と乱れた内臓機能を修復できるかどうかが、アトピー性皮膚炎をコントロールできるかどうかを握る重要なカギとなります。

破綻した皮膚を完全に修復するのは至難の技です。外部に対するスキンケアが必要になる以外に、肌の内部からの潤いと調節も欠かせません。

内部から養う治療手段は、漢方のもっとも得意的分野であることが周知されています。

そしてその漢方を有効に取り入れるには、中医学理論を熟知した専門家による適切なアドバイスが必要なことは言うまでもありません。

アトピー性皮膚炎根治への道は決して平坦ではないでしょうが、前人未踏のルートということではありません。

①アトピー性皮膚炎の本質を理解する。

②西洋医学の「切れ味」と中国医学の「優しさ」をミックスした〝中西医結合理論〟を取り入れる。

③医師の治療は五〇パーセント。残りの五〇パーセントは自らが治療に参加する。

本書で繰り返し解説してきた以上の点をしっかりと理解して、治療に取り組んでいただければ、道は次第に明るく、歩きやすいものになってくるはずです。

「アトピーだから……」とあきらめずに取り組んでいただきたいと思います。アトピーが改善されたとき、トータルの健康も手に入れることができるでしょう。
ご質問、ご相談をお寄せください。お待ちしております。

平成十五年初夏

中医師・医学博士
楊　達

附録

アトピー性皮膚炎によく用いられる漢方薬・健康食品

一、急性（症状…赤み、ジュクジュク、ブツブツ、腫れなど）

瀉火利湿顆粒　しゃかりしつかりゅう

成分＝「竜胆瀉肝湯《りゅうたんしゃかんとう》」の処方に基づいた九種の生薬からなる製剤。排尿が順調でなく、熱っぽいときに用いる。

適応＝湿熱を取る、赤み、ジュクジュク、ブツブツなど。

涼血清営顆粒　りょうけつせいえいかりゅう

成分＝最近登場の新配合剤。生地黄《しょうじおう》、牡丹皮《ぼたんぴ》、赤芍薬《せきしゃくやく》、黄芩《おうごん》、山梔子《さんしし》、生大黄《しょうだいおう》の六種の生薬からなる製剤。

適応＝熱を持ったいわゆる「赤い皮膚病」に用いる。紅斑（赤アザ）、紫の斑点、ばら色の斑点、濃い紅斑、赤いブツブツ、紅皮症など。

天津感冒片　てんしんかんぼうへん

成分＝急性熱病に対する処方として第一番目に上げられる「銀翹散《ぎんぎょうさん》」に基づいた方剤。日本では顆粒状の「涼解楽」として市販されている。

適応＝赤い蕁麻《じんま》疹《しん》、ミミズばれ、紅い斑点など。肝炎や精神的ストレスによる胃腸症状に用いる。

黄連解毒湯　おうれんげどくとう

成分＝構成生薬の黄芩・黄連《おうれん》・黄柏《おうばく》は、それぞれカラダの上・中・下部の熱を取り、山梔子はこれらの熱を体外に出す作用があり、清熱薬の代表方剤。

適応＝膿、紅い斑点、ただれ、潰瘍、黄色いカサブタなど。

温清飲　うんせいいん

成分＝補血調経の四物湯（当帰《とうき》・川芎《せんきゅう》・地黄・芍薬）と清熱解毒の黄連解毒湯（黄芩・山梔子・黄連・黄柏）の組み合わせ。血虚の熱毒あるいは血熱の月経不順や出血に用いる。

適応＝乾燥を伴う紅斑、ブツブツなど。

五行草　ごぎょうそう

成分＝スベリヒユ科のスベリヒユの全草を用いる。サラダとしてそのまま食する地域もある。日本では顆粒状の「五行草茶」として市販されている。

適応＝白血球の食菌作用を高める。抗菌、抗炎症解熱、血管収縮、抗アレルギー、抗ウイルス、利尿など。

板藍根　ばんらんこん

成分＝アブラナ科の菘藍《しょうらん》の根。中国ではインフルエンザ流行時の家庭常備品。日本で顆粒状のお茶タイプのものが「板藍茶」として市販されている。

適応＝アントラキノン類、シトステロールを含有し、耐菌性の心配がない、抗ウイルス作用、抗菌作用、抗炎症解熱解毒作用を持つ。

白花蛇舌草　はくかじゃぜつそう

成分＝本州から沖縄、朝鮮半島、中国、熱帯アジアに分布するアカネ科の一年草のフタバムグラの根を含む全草を乾燥したもの。日本で顆粒状のお茶タイプのものが市販されている。

適応＝肝臓の解毒作用を高めて血液循環を促進し、白血球・マクロファージなどの食細胞の機能を著しく高め、リンパ球の数や働きを増して免疫力を高める。

☆その他の漢方薬＝防風通聖散《ぼうふうつうしょうさん》、白虎加人参湯《びゃっこかにんじんとう》、三物黄芩湯《さんもつおうごんとう》、胃苓湯《いれいとう》、茵陳蒿湯《いんちんこうとう》

二、慢性（症状＝乾燥、カサカサ、ゴワゴワ、皮むけ、亀裂など）

当帰飲子　とうきいんし

成分＝四物湯（当帰・地黄・芍薬・川芎）を基礎に補血の何首烏《かしゅう》、去風の疾藜子《しつりつし》、荊芥《けいがい》・防風、および補気の黄耆《おうぎ》・甘草《かんぞう》を配合したもの。

適応＝肌のカサカサ、フケのように皮がむける、皮膚のたるみ、皮膚に亀裂、フケなど。

星火健胃錠　せいかけんいじょう

成分＝補脾養胃の四君子湯に、燥湿化痰《そうしつかたん》、補中消導の陳皮《ちんぴ》・半夏《はんげ》を加えて六君子湯とし、さらに芳香醒脾《ほうこうせいひ》、和胃《わい》暢中《ちょうちゅう》、気の調理の木香《もっこう》、縮砂仁《しゅくしゃじん》を加えている。元々は香砂六君子湯の名で知られる。

適応＝食欲がない、赤みのない水疱、ジュクジュク、下痢など。

瀉火補腎丸　しゃかほじんがん

成分＝補腎の代表方剤である六味地黄丸に熱を冷ます作用がある知母《ちも》・黄柏が配剤された方剤。元々は知柏地黄丸《ちばくじおうがん》の名で知られる。

適応＝ほてり、のぼせを伴う皮膚の乾燥、肌のカサカサ、紅斑など。

婦宝当帰膠　ふほうとうきこう

成分＝補血・活血作用のある当帰を主薬として、この作用を補助・増強する阿膠《あきょう》などの薬物が配剤された代表的な補血剤。

適応＝肌のカサカサ、フケのように皮がむける、皮膚のたるみ、めまい、動悸など。

十全大補湯　じゅうぜんたいほとう

成分＝補気の基本方の四君子湯である人参・白朮《びゃくじゅつ》・茯《ぶく》苓《りょう》・甘草と補血の基本方と補血の四物湯を組合せた処方。気血を補う。

適応＝疲れやすい、息切れ、めまい、動悸、顔色に艶がない、乾燥、たるみ、シミ、カサカサなど。

星火逍遙丸　せいかしょうようがん

成分＝宋代の「太平恵民和剤局方《たいへいけいみんわざいきょくほう》」に収載された「逍遥散」に基づいて製剤化したエキス丸薬。

適応＝イライラ、怒りっぽい、胸焼け、肌色のできもの、シミなど。

焦三仙　しょうさんせん

成分＝三仙とは、山楂子《さんざし》、麦芽、神曲《しんきく》を各々三人の仙人に比喩したもの。これら三つをそれぞれ炒って（少し焦がして）合わせたので、この名がある。日本では顆粒状の「晶三仙」が市販されている。

適応＝体内の消化酵素を活性化し、消化を促進する働きがある。

沙棘油　サージユ

成分＝主に中国の華北、四川省などに分布するグミ科の植物。貧弱な土壌や厳しい環境の中でも生育できることから「生命の実」の別名がある。その果実から抽出したオイル。βカロチンやビタミンEを豊富に含む。日本ではカプセル充填した「紅沙棘」が市販されている。

適応＝体内の脂質部分を酸化から守って老化を防止する。粘膜や皮膚を丈夫にしてシワやたるみを増やさない。

沙棘フラボノイド

成分＝果皮や果肉から抽出したフラボノイド。

適応＝カラダの水溶性成分の酸化を防いで血流を促進する。日本では錠剤タイプの「心沙棘」が市販されている。

食用蟻

成分＝蟻から抽出した亜鉛、セレン、カルシウム、マグネシウム、マンガン、鉄などのミネラルやアミノ酸を豊富に含有。

適応＝免疫調整力を高める。老化防止。肝細胞を保護する。炎症を鎮め、痛みを取り除く。

西洋人参

成分＝別名アメリカ人参、「花旗参《かさじん》」・「洋参《ようじん》」とも呼ばれるウコギ科の植物の根。カナダ、アメリカの森林地帯に自生。同じウコギ科の朝鮮人参と区別する意味で「アメリカ人参」とも呼ばれる。

適応＝朝鮮人参と同じように強壮作用や免疫機能を活性化する作用がある。さらに中枢神経を抑制し鎮静させる作用も。

☆その他の漢方薬＝衛益顆粒《えいえきかりゅう》、補中益気湯《ほちゅうえっきとう》、八仙丸《はっせんがん》、麦味参顆粒《ばくみさんかりゅう》、八味地黄丸《はちみじおうがん》、参苓白朮散《じんりょうびゃくじゅつさん》、黄耆建中湯《おうぎけんちゅうとう》、啓脾湯

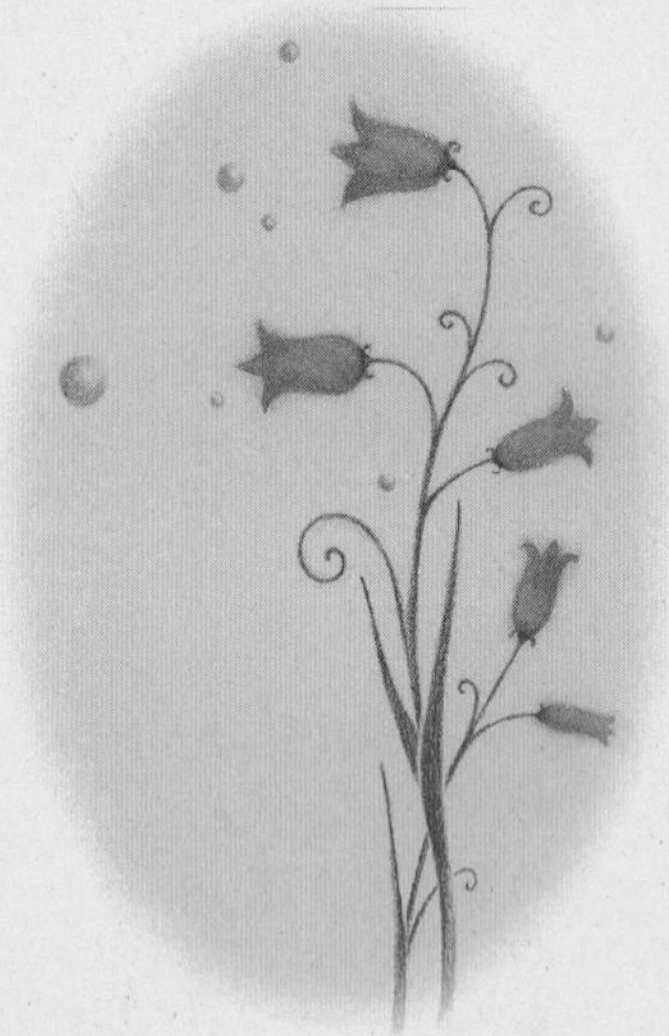

アトピー性皮膚炎症状チェックリスト

1 皮膚に丘疹《きゅうしん》（ブツブツ）、紅斑《こうはん》（赤み）がある。
2 皮膚に小水疱（水ぶくれ）、滲出《しんしゅつ》・糜爛《びらん》（ジュクジュク）がある。
3 皮膚が鱗屑《りんせつ》（カサカサ）、または苔癬化《たいせんか》（ゴワゴワ）になっている。
4 発疹部分はかなりかゆく、掻き壊した傷がある。
5 乾燥肌または鮫肌である。
6 発疹が始まってから六ヵ月を経過している。
7 発疹は左右対称性的な特徴を持つ。
8 顔面、頚部に発疹がある。
9 肘、膝のウラに発疹がある。
10 喘息《ぜんそく》または花粉症を患ったことがある。
11 アレルギー性鼻炎またはアレルギー性結膜炎がある。
12 家族の中に皮膚が弱っている、またはアトピー性皮膚炎と言われた経験者がいる。
13 家族の中に喘息、またはアレルギー性鼻炎、結膜炎経験者がいる。
14 (検査の結果) IgE(免役グロブリンE抗体)値が上昇している。
15 アレルギー検査（RAST*）で、陽性になっているものがある。

＊RAST = Radioallergosorbent Test　過敏反応の皮膚テスト

■著者略歴

楊　達（よう　たつ）

中国雲南省昆明市出身
中医師、医学博士
1982年12月　中国雲南中医学院医学部卒業
1982年12月～1993年3月　中国雲南中医学院内経教室、大学院、中医外科（皮膚科専門）教室助手、講師
1993年3月　埼玉医科大学皮膚科教室留学、医学博士号を取得
日本中医薬研究会専任講師として、中医薬の普及活動に従事。現在に至る
中華中医薬学会会員、日本皮膚科学会会員、埼玉医科大学皮膚科協力研究員

楊暁波（よう　きょうは）

中国雲南省昆明市出身
中医師
1984年8月　雲南中医学院医学部卒業
1984年9月～1994年3月　雲南省中医中薬研究所内科医師、講師。同研究所にて臨床、研究、教育を従事
1994年4月　埼玉医科大学に留学
1996年9月　日本遺伝子研究所に勤務
1999年1月　日本中医薬研究会専任講師として、中医学の普及活動に従事。現在に至る
中華中医薬学会会員

■監修者略歴

川瀬　清（かわせ　きよし）

1925年10月　　東京、赤坂生まれ
1945年 9 月　　東京薬学専門学校卒業
1947年 3 月　　東京帝国大学医学部薬学科専科（生薬学）修了
1951年 4 月　　東京薬科大学助手
1962年 4 月　　東京薬科大学助教授
1975年 4 月　　東京薬科大学教授
1991年 3 月　　東京薬科大学名誉教授
日本薬史学会常任理事、社会薬学研究会常任幹事、日本中医薬研究会顧問

主な編・著書
「くらしとくすり」（1976年、汐文社）
「日本薬学会百年史」（1982年、日本薬学会）
「薬学概論」（1983年、1994年、1998年、南江堂）
「中薬大事典」（1985年、翻訳・監修、小学館）

[お問い合わせ]
本書の内容と中成薬（中国漢方の薬）について、もっと詳しくお知りになりたい方は、こちらまでお問い合わせください。

日本中医薬研究会事務局
東京都中央区日本橋 2−9−4　大東ビル4F（〒103−0027）
電話　03−3273−8891
ホームページアドレス　http://www.chuiyaku.or.jp/

やさしい中医学シリーズ3
誰も書かなかった アトピー性皮膚炎の正体と根治法

2003年 6月15日　　初版第1刷発行

監　修　川瀬　清
著　者　楊　達／楊暁波
発行者　瓜谷 綱延
発行所　株式会社 文芸社
〒160-0022　東京都新宿区新宿1-10-1
電話 03-5369-3060（編集）
03-5369-2299（販売）
振替 00190-8-728265
印刷所　図書印刷株式会社

ISBN4-8355-1728-8 C0047

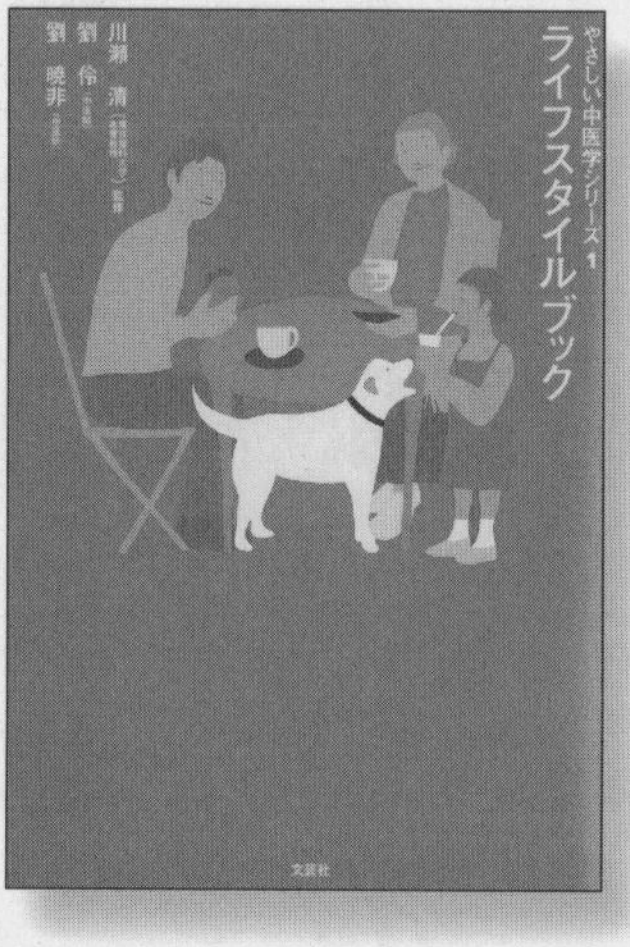
やさしい中医学シリーズ1
ライフスタイルブック
川瀬　清
劉　伶
劉　暁非
文芸社

やさしい中医学シリーズ **既刊好評発売中！**

やさしい中医学シリーズ2

誰も書かなかった

上手な癌《ガン》との付き合い方

共著：宋《そう》 靖鋼《せいこう》（中医師）
周《しゅう》 軍《ぐん》（中医師）

監修：川瀬 清（東京薬科大学名誉教授）

中医学と西洋医学の結合が生んだ、人に優しい究極の養生法！

中西医結合の医療で癌治療法が根本から変わる！ 中西医結合治療による症例と、癌を寄せつけない中医学的養生法を紹介。

◎本体950円（税別）
A5判2色刷り・並製 160頁
ISBN4-8355-1727-X